大医生说
生活细节
决定健康

《健康时报》编辑部◎主编

江苏凤凰科学技术出版社

图书在版编目（CIP）数据

大医生说：生活细节决定健康 /《健康时报》编辑部主编 . —— 南京：江苏凤凰科学技术出版社，2019.3

（含章 . 健康中国系列）

ISBN 978-7-5537-9818-9

Ⅰ . ①大… Ⅱ . ①健… Ⅲ . ①家庭保健 – 基本知识 Ⅳ . ① R161

中国版本图书馆 CIP 数据核字 (2018) 第 266870 号

大医生说 生活细节决定健康

主　　　编	《健康时报》编辑部
责 任 编 辑	樊　明　倪　敏
责 任 校 对	郝慧华
责 任 监 制	曹叶平　方　晨

出 版 发 行	江苏凤凰科学技术出版社
出版社地址	南京市湖南路 1 号 A 楼，邮编：210009
出版社网址	http://www.pspress.cn
印　　　刷	北京鑫海达印刷有限公司

开　　　本	718 mm × 1000 mm　1/16
印　　　张	16
版　　　次	2019 年 3 月第 1 版
印　　　次	2019 年 3 月第 1 次印刷

标 准 书 号	ISBN 978-7-5537-9818-9
定　　　价	39.80 元

图书如有印装质量问题，可随时向我社出版科调换。

有健康相伴，才能走得更远！

从祈福到感悟再到守望，从观察到发现再到思考。我们试图用最质朴的探究，用最平实的文字，打造一本充满温情的书。

一次次时光轮回的自省，一个个回望跋涉的节点上的自律，一点点尝试求证中的自悟，我们风雨兼程，不断前行。

盘点与回望，是为了更快、更好地成长，也是为了前行的步履更矫健！

一年一度的"健康中国"盘点，旨在为我国医药卫生健康产业助力，并基于媒体立场、社会责任、健康促进等原则，全面梳理医药卫生领域、健康领域和健康公益领域的大事、要事、精彩事。而专家们的文稿、讲座、访谈，无不是他们的成果和心血的见证，都值得我们重温和学习。

我们满怀感动和敬畏，从历年的报纸中精选出优质文章，从庞大的专家库中优中选优，邀请其著书立说。本套丛书由此诞生。

本套丛书有两大的特点，一是专家阵容非常强大——有上百位专家，且大多数是像洪昭光、胡大一、马冠生等一线健康专家；二是内容覆盖面广，实用性强。

从日常饮食到运动健身，从中医保健到心理健康，从婴儿的喂养到老年人的看护……我们始终坚持"以品质聚揽读者，用服务创造价值"的理念，以"锐"的视角、"柔"的状态，始终探寻与您最合拍的内容。这是一套非常难得的养生丛书，是老百姓居家必备的健康读物。

需要提醒的是，本套丛书中有部分文章、访谈等源自历年的《健康时报》，编辑部在收集整理文稿的过程中，对部分内容进行了一些修改和调整，与《健康时报》上的文章略有差异。丛书中不妥之处还望各位读者不吝指正，以便在再版时一并改正。

我们满怀喜悦和感动，以矫健的身姿、扎实的成长、守望的责任、领跑的姿态，与所有期盼健康的人携手同行，传递生机蓬勃的能量！与这个美丽的时代一道，领跑健康中国！

《健康时报》编辑部

目录 *Contents*

第1章
春季养生细节，决定健康根基

第2章
夏季养生细节，把握健康命脉

第3章

秋季养生细节，收获金秋祝福

第4章

冬季养生细节，为健康作储备

第5章

居家养生细节，助力健康每一天

第6章
日常饮食细节，排查健康小陷阱

第7章
中医保健细节，应对常见病痛

第 8 章

服食中药细节，用对了才有效

第1章

春季养生细节，决定健康根基

　　春季通常指农历一月、二月、三月这三个月，包含立春、雨水、惊蛰、春分、清明、谷雨等六个节气。立春之后，万物开始复苏，大自然重新焕发出勃勃生机。在这美丽的春天，我们应怎样"顺时养生"？春天有哪些应季的食物可以滋补我们的身体？春季气候变化又会对人体产生哪些影响，我们应该如何调理身体？本章针对这些问题，梳理出春季生活中应当注意的一些小细节，从这些细节入手，帮助大家舒心愉快地度过明媚的春天。

🌿 吃点桑葚清清肠

王楠｜国家高级食品检验员、二级公共营养师

四月份开始，桑葚陆续上市。熟透的桑葚非常香甜，而作为花青素含量非常丰富的食物之一，桑葚的营养价值也极高。桑葚上带有很多细小的籽，能促进大肠蠕动，有助于改善便秘。

小时候，我们吃的桑葚大多是自己采摘的，每次吃的时候手和嘴都会被染成黑色。随着桑葚的多种保健作用被不断证实，其在城市里售卖的价格也节节攀升。由于其产量少、产期短，如果当下错过了，就要等到明年才能吃上。市场上常见的桑葚有两种，一种是青白色的，一种是深紫红色的，后者的营养价值相对更高一些。

桑葚的微量元素和膳食纤维含量都比较高，是营养价值非常高的水果。而且桑葚果上布满了小籽，能促进大肠蠕动，也能加速代谢物通过肠道的速度（猕猴桃、火龙果等带籽的水果都有促排便的作用），因此，便秘的朋友可以买些食用。

但要注意，消化功能不好或者容易拉肚子的人吃桑葚时一定要适量。即使是健康人群，一次也不可多吃，因为桑葚中的多酚类物质能抑制体内消化酶的活性，一次吃太多可能会妨碍消化吸收。

深紫红色是桑葚富含花青素的标志，因为这种天然色素容易掉色、变色，所以稍微清洗，就会洗出"黑水"。其实，花青素具有较强的抗氧化作用，尤其对眼部的微循环非常有益。因此，适当吃些桑葚对眼睛有好处，趁着季节合适可以买些给孩子吃。

购买桑葚时要注意挑选颜色深、果肉饱满、不软烂的。桑葚不好清洗，建议先用流水轻轻洗一下，再用盐水略泡一下，注意不要揉搓。而且，清洗之前不要去掉果把，以免脏东西进入果肉里。桑葚难以保存，且极易繁殖酵母菌、滋生霉菌，要现买现吃。如果买多了，也可以做成桑葚酱，方便储存。

把桑葚的美味留下来

春天来了，又到了吃桑葚的季节。桑葚味甜汁多，可是很难保存，鲜果吃不了多久就没有了，营养师们自有妙招来留住桑葚的美味。

桑葚酱最有味

李纯静 | 国家二级公共营养师

每年一到吃桑葚的季节，家里就会做一些桑葚酱，年年做，年年吃，好像永远也吃不腻。

由于是做酱，为了保持颜色的美观，最好选择紫黑色的桑葚。把桑葚买回家用流水清洗干净后，将梗部剪掉，再用清水加少许盐浸泡十分钟左右，捞出沥干水分，放入不锈钢锅里加入冰糖先腌半个小时，让桑葚腌一些水出来。经过腌制的桑葚开火煮开后，转小火慢慢熬煮，直到果肉煮烂时，用勺把果肉碾细，然后继续熬至浓稠。用汤匙取出少量果酱，倒在平盘内，若没有出现流散现象，就说明果酱已煮得恰到好处了，即可关火。待果酱完全冷却后，把桑葚酱倒入容器内，加盖密封，放入冰箱保存。

做好的果酱可以用来泡水喝，还可以在吃面包、蛋糕甚至馒头时，抹上一点，口感同样很好。

桑葚奶棒很解暑

邱欣晔 | 国家二级公共营养师

春末夏初，气温逐渐升高，孩子们开始吃雪糕、冰淇淋，贪凉不说，这些冷饮不仅能量很高，其成分大多也让家长们担心不已。每年这个时候，我就会用桑葚做一些桑葚奶棒给孩子们吃，比市场上卖的雪糕要健康很多。

将桑葚洗净去蒂，加水熬煮几分钟，将汁压出来，剩下的果肉也不要丢掉，同样能派上用场。取几个小纸杯，加入牛奶和桑葚果肉，还可添一些果汁，变成紫色的雪糕，更漂亮，然后放入冰箱中冷冻即可。

桑葚很不好保存，头来差不多一天后就会失水、变质，如果买多了怎么保存呢？可以将桑葚分装成小包装，放入冰箱内冷冻保存，存放的时间会稍长一些，再吃的时候用温水化开即可。不过，食物还是新鲜的比较好，桑葚经过冷冻后会流失掉一部分营养，最好还是每次少买点，吃完再买，而且桑葚本身就不宜一次吃太多。

❋ 桑葚醋可助消化

巩宏斌｜国家二级公共营养师

大多数人吃桑葚都有一个苦恼，那就是每次吃完桑葚，嘴唇及整个口腔、拿桑葚的手都变成了黑色。如果桑葚能喝，就解决了这个问题，我推荐大家做点桑葚醋，饭后喝几口还有助于消化。

挑选桑葚，要选酸甜可口、果实较大、颗粒圆润饱满、果色深红紫黑的，加淡盐水洗净后，控干水分，放置数小时风干。取一干净且干燥的玻璃罐，将桑葚、底醋放进去，将盖口密封好，在阴凉处静置 3 ~ 4 个月后，一罐桑葚醋就做好了。

桑葚有助消化的作用，对胃胀或腹泻等症状有一定的改善作用，而醋本来也有杀菌、助消化的作用，且桑葚醋里醋也不少，喝的时候要控制量。喝前先用凉开水稀释 8 ~ 10 倍，够一小杯即可，尤其适合饭后饮用，也可以当作一款保健饮品来饮用。

❀ 春笋上市别错过

李纯静｜国家二级公共营养师

春天最不能错过的美味就是春笋了。春笋 3 月份上市，这个时候吃，口感清新，非常鲜嫩。但其最佳赏味期并不长，清明过后，笋就不好吃了。因此，要抓紧时间尝鲜。

笋自古就有"蔬中第一珍"的美誉，尤其是春笋，接受了春天太阳的照射，有一种生发之气，对疏肝利胆有益，营养成分较冬笋也更胜一筹。在口感上，春笋更嫩滑爽口，一旦错过时节，春笋变老，其中的纤维增多，吃着就有点粗糙。

从营养价值来看，春笋的 β- 胡萝卜素含量比大白菜高一倍多，而且蛋白质比较优越，含有人体必需的赖氨酸、色氨酸、苏氨酸、苯丙氨酸，以及在蛋白质代谢过程中占有重要地位的谷氨酸和有维持蛋白质构型作用的胱氨酸，是一种营养丰富的保健蔬菜。

另外，笋还有低脂肪、低糖、多纤维的特点，食用笋不仅能促进肠道蠕动、帮助消化、去积食、防便秘，还有助于预防大肠癌。笋含脂肪、淀粉很少，属天然低脂、低热量食品，是肥胖者的减肥佳品，更是高血压患者的健康食品。

可从以下几方面来鉴别嫩笋：笋壳以嫩黄色为佳，笋肉颜色越白则越脆嫩；笋的节与节之间越鲜嫩越好；最后看笋体，蔸大尾小的笋肉多壳少，且味道尤为脆甜鲜嫩。剥好的笋如果不马上吃，可以在表面抹上盐，放冰箱冷藏，可较长久地保持其鲜味。

春笋虽好，但其草酸含量较高，肾炎、尿路结石患者不宜食用。一般人群每周吃1～2次竹笋，每次以不超过100克为宜。搭配方面，由于春笋是含氮类化合物，适合与肉类一起烹调，鲜美的味道会更突出。

🌿 春天的茭白正肥嫩

宋兵兵｜国家二级公共营养师

春天是吃"笋"的季节，除了冬笋、春笋、莴笋等，还有一种和春笋长得类似的蔬菜——茭白，也叫水笋，是江南三大名菜之一。

茭白不同于春笋，茭白外观较为光滑，内部为实心，而春笋分节，且内部有空隙。另外，从生长环境来讲，茭白是一种水生植物，剥去外壳，可见乳白色的肉质，因此有"美人腿"之誉。其口感鲜香、脆嫩、微甜，春天刚发芽的嫩芽茎叫茭儿菜，比一般茭白更嫩、更脆、更鲜，也可食用。

每100克茭白所含水分高达92.2克，其肉质肥嫩，膳食纤维较为丰富，可促进肠道蠕动，帮助排便。而且，茭白中含有赖氨酸、苏氨酸等17种氨基酸，尤其嫩茭白的有机氮素以氨基酸状态存在，能提供硫元素，容易被人体所吸收。而且，其热量较低，非常适合需要控制体重的人食用。

茭白最适合炒、烧等烹调方法。比如清炒茭白芦笋，这两种食材都是低脂肪的蔬菜，清炒的方法可尽量保全蔬菜中的营养物质。不过，吃茭白需注意，因为茭白中含有草酸，会影响身体对钙质的吸收，所以在食用时要先用开水焯一下，且不宜多吃。

分享一下挑选茭白的小窍门。看根部：如果茭白根部有空隙了，就不是新鲜茭白了，要买肉质饱满的，这样的比较新鲜。看颜色：新鲜茭白是白色偏绿，但不能太绿，如果表皮发黄且有黑点，就不要购买了。看粗细：选形状较细、身直、皮光的茭白，口感嫩。另外，买时最好挑选带皮的，水分足。

🌿 春天吃芥蓝可抗癌

李然｜食品工程与营养硕士

芥蓝是春天的代表蔬菜之一，茎、叶都能食用，且营养价值很高。南方人，尤其是广东人喜欢吃芥蓝，白灼、清炒、上汤，做法多样；可北方人对这种蔬菜感情不深，也不常吃，从营养健康角度来说，实在可惜！

芥蓝是我国著名的特产蔬菜之一，主要产自广东、广西、福建等南方地区，主要吃花薹，幼苗及叶片也可食用。芥蓝叶子颜色深绿厚重，茎的颜色稍浅一些，比较粗壮，其外皮韧、中心脆，因此，新鲜芥蓝吃起来口感脆爽、水分很足。很多人以为芥蓝就是一种普通青菜，但事实上，它和萝卜、菜花、圆白菜等一样，都属于十字花科类蔬菜，从整体营养健康功效上看，芥蓝也是十字花科蔬菜中的佼佼者。

很多人都知道，十字花科蔬菜被称为"抗癌蔬菜"，就是因为其中富含具有抗癌作用的硫苷类物质；但大部分人不知道的是，在经常食用的蔬菜中，芥蓝中的硫苷类物质含量最高，萝卜以及很多人都很追捧的西蓝花等都排在它的后面。从这点来看，芥蓝中的抗癌物质含量相对较多，营养保健功效也较高。

在营养方面，芥蓝在栽培蔬菜中也是名列前茅的，每 100 克芥蓝中的维生素 C 含量平均为 76 毫克，比油菜高出 1 倍，是膳食中很好的维生素 C 来源。此外，芥蓝中的 β- 胡萝卜素、维生素 B_2、维生素 K、叶酸，以及镁、钾等微量营养素含量都相当高，是营养价值很高的绿叶蔬菜。

芥蓝和菜心长得非常相似，很多人分不清楚。其实，芥蓝是甘蓝的一个变种，而菜心是芸薹属芸薹种白菜亚种中以花薹为产品的变种。一般芥蓝的花是白色的，吃起来非常脆爽；而菜心的花是黄色的，吃着鲜嫩多汁，但没有芥蓝的那股脆爽劲儿。

芥蓝叶子营养很丰富，吃的时候注意别丢掉了。另外，要注意，芥蓝虽然富含抗癌成分，但毕竟只是一种蔬菜，不要过于夸大它的抗癌功效。

新蒜：紫皮熟吃、白皮生吃

刘久平｜国家二级公共营养师

春天，细菌和病毒逐渐活跃起来，大家需要做好自我防护，大蒜可以帮上忙。春天正是新蒜上市的时候，新蒜蒜味浓而不辣，口感又嫩又脆，而且新蒜水分充足，但随着放置时间变长，水分减少，就没有那么脆嫩了，所以要趁新鲜的时候吃。大蒜中特有的蒜氨酸、大蒜新素和大蒜辣素等，有强大的杀菌作用，有助于增强免疫力。

现在在市场上的新蒜，一般有紫皮和白皮两种。紫皮新蒜口感稍辣，建议熟吃，但大蒜辣素含量在加热过程中会逐渐下降，杀菌消炎的作用也会降低。而白皮新蒜口感脆而不辣，建议生吃，生吃的话最好制成蒜泥或者蒜片，先放置几分钟，使大蒜里的蒜氨酸和蒜酶充分接触，形成大蒜素。

另外，新蒜还是做糖醋蒜最好的原料，用带皮的新蒜加糖、醋腌渍而成，等到吃时已经没有了辛辣味。糖醋蒜酸甜适口，更容易被人接受，和肉同食，不仅可以解腥除腻，而且有利于肉的消化。吃糖醋蒜不要追求洁白，微黄色的糖醋蒜风味更好。如果是腌腊八蒜，温度较低的话，可能会变绿色，此时也不用担心，这绿色的蒜里可能含有抗氧化物质。

新蒜可以杀菌消炎，不过大蒜的辛辣对胃黏膜有刺激作用，应该适量吃。胃溃疡、急慢性胃炎的患者最好不要吃。

大蒜中还有一种比较独特的品种，那就是独头蒜。独头蒜不分瓣，是植株营养不足、发育不良、不能产生多瓣的大蒜鳞茎。这种蒜中所含的大蒜素更多，所以味道要比普通的大蒜更加辛辣，蒜香也更浓郁独特。

"韭菜壮阳"之说是怎么来的

张敏 | 国家二级公共营养师

韭菜中含有锌元素，这是目前"韭菜壮阳论"的主要依据之一。不过，查阅《中国食物成分表》发现，韭菜中锌的含量相当低，每100克仅含0.43毫克，都不及普通蔬菜，譬如西蓝花的锌含量为0.78毫克/100克，与真正的"助性"食物生蚝（锌含量为71.2毫克/100克）根本无法相比。

如果真要摄入丰富的锌，与其吃一大盘韭菜，还不如吃一小把南瓜子，或吃点茶树菇。最关键的是，充足的锌摄入虽然对维持精子活性有一定作用，但男士们如果想通过食物来"助性"，恐怕有些勉强。

除了锌，壮阳说法还"借助"了韭菜中的维生素C。维生素C是强抗氧化剂，也有助于增强免疫力，不过实在是跟男性性功能没有直接关系。而且，大白菜的维生素C含量都比韭菜高。

甚至连韭菜中的膳食纤维也被拉进了"助性"元素当中。在同类蔬菜中，韭菜的膳食纤维含量的确不低，仅次于空心菜和荷兰豆；但膳食纤维有降低胆固醇、预防结肠癌等作用，也与壮阳没有直接关系。

不过，韭菜属于营养比较丰富的蔬菜，含有蛋白质、B族维生素、维生素C以及钙、钾和磷，里面的 β- 胡萝卜素也有很多，仅次于胡萝卜，而且春天的韭菜味道最好，可以适当吃些。但注意要少吃烤韭菜，韭菜在烤的过程中不但会损失营养，同时高油、高盐，还加了各种调料，都不利于健康，首选的还是做馅儿，包饺子吃或炒着吃。

春末吃青蚕豆补补脑

王潍青 | 国家二级公共营养师

每年春末时节，正是新鲜蚕豆大量上市之时，它的季节性很强，大约一周时间就会变老，如果不抓紧吃，这一年就要错过了。而且它营养丰富，软嫩鲜美，炒、拌、炖、煮皆适宜。

蚕豆含有丰富的蛋白质、矿物质及维生素，尤其是含有调节大脑和神经组织的钙、锌、锰、磷脂等。还有一种营养物质不得不提，那就是胆碱，它能穿过血脑屏障，促进大脑记忆区细胞的生长发育。所以，如果家里有强脑力劳动者或者学生，不妨买点青蚕豆，尝尝鲜，补补脑。

我买青蚕豆时，会选未剥壳荚的，因为现剥现吃更鲜嫩。新鲜的青蚕豆豆荚为浅绿色，如果剥开的青蚕豆上有黑线的就有点老了，不好吃了。剥蚕豆也有讲究，要把豆荚拗开，将蚕豆挤出来，这样剥出来的蚕豆可以不洗就吃。由于蚕豆有豆荚保护，一般不会有农药污染，而且可以保持鲜味。

煮得软软烂烂的蚕豆最香，特别是放姜、花椒、茴香等调料煮出来的"茴香豆"，味道更好。我最近工作忙，很费脑，就买了蚕豆来补脑，除了煮，我还吃青蚕豆炒鸡蛋或蚕豆汤。

将鲜蚕豆煮熟后与鸡蛋同炒，撒盐出锅即可。黄灿灿中透着碧绿，清香鲜嫩，令人食欲大开，且动物蛋白和植物蛋白搭配，营养互补，吸收效果更好。

晚上如果不想吃太多，我就喝点蚕豆汤。先将蚕豆稍稍焯烫后，换水烧开煮熟。然后加入内酯豆腐，撒一点泡开的紫菜，再切点春天的"野味"——荠菜，放入汤中。最后加淀粉勾芡，撒盐，滴入几滴香油即可。

蚕豆虽好，但有的人吃蚕豆会引发"蚕豆病"，这是因为蚕豆内有皂角和植物凝集素，这两种物质对胃肠黏膜有较强的刺激，并对细胞有破坏和溶血作用，食用后容易出现发热、腹痛、眩晕等症状。所以，在吃青蚕豆时，一定要彻底加热，将这两种物质破坏掉。而且需要注意，6岁以下的儿童，尽量不要一次吃太多。

🌱 春天绿叶菜的好吃法

史金鹏｜国家高级中式烹调师、国家二级公共营养师

惊蛰一过，大量新鲜的时令蔬菜开始陆续上市。这些绿色蔬菜不但爽口，还能提供

维生素，提高免疫力，可谓上等食材。

不过，怎么吃绿色蔬菜也有讲究。拿我自己来说，早餐是一天中最重要的，可以鲜榨一杯蔬果汁，来一碟凉菜，再加上一个煮蛋，配上一片全麦面包或馒头，一份美美的营养早餐会让一天充满活力和干劲。

蔬果汁可以用西蓝花、菠菜加上苹果、香蕉、草莓等水果做成。将西蓝花焯水，苹果过一下温水，防止其氧化变色，最后放入榨汁机中榨汁，再冲入一袋热牛奶，香味浓郁的蔬果汁就做好了。榨汁的同时，可以煮个鸡蛋，另外，将泡好的海蜇切成丝，拌上新鲜的白菜心或生菜，放入少许调味品，一顿优质的早餐就完成了。

午餐，我特别喜欢五彩时蔬汤。将芹菜、油麦菜等两三种时蔬，搭配豆腐、黑木耳、西红柿一起，先将这些菜炒熟，加水煮至水开，再加少许调料即可。五彩时蔬汤不但提供了各种营养，而且色彩鲜艳，让人胃口倍增。此外，再加上一碗杂粮米饭和一盘荤菜（如酱牛肉），粗细搭配，荤素搭配，才符合中国居民膳食指南推荐的食物多样化的原则。

晚餐注重量少而精。如果时间充裕的话，我的吃法就是喝粥、吃包子。粥是生菜粗粮粥，先将大米、麦仁、花生加水熬粥，待粥熟，加入切断的生菜熬1分钟即可。这款粥既有五谷的清香，又有生菜的清爽。包子是荠菜馅儿的，也不难做。春天的荠菜鲜香味十足，用它来做馅儿，别提多鲜了，加上切碎的豆芽苗或香椿苗，既提味，又增加了丰富的维生素C。一日三餐之间，也可以将一些蔬菜当作水果来吃，比如番茄、黄瓜、水萝卜等，都是补充维生素和矿物质的不错选择。

🌿 赶走春困的食疗方

赵晓田 | 营养与食品卫生学硕士、国家二级公共营养师

古语云，"春眠不觉晓"，春季的觉总睡不醒，起床了也容易犯困，看看专家怎么支招。

五色蔬果汁（补充体力）： 初春时节，可以多吃些红黄色和深绿色蔬果，如菠菜、尖椒、芹菜、草莓、橙子等。这些蔬果不仅含有机酸，能刺激食欲，缓解食欲不振，还富含维生素C和β-胡萝卜素，可以加快体力和精神的恢复，减少电脑辐射的危害，尤其对眼

睛有很好的保护作用。

我一般会把胡萝卜、橙子、南瓜等蔬果一起榨汁，加点蜂蜜，配上一片全麦面包和白煮蛋，就是一顿美味又营养的早餐，特别适合消化功能较弱的儿童和老年人。

菊花枸杞子茶（振奋精神）： 菊花清肝明目，而枸杞子中的多糖和维生素 E 则能抗衰老、提高免疫力。上班族可以在午后冲泡一杯花茶，不但能喝出好气色，还能帮助你精神饱满地继续工作。另外，薰衣草柠檬茶也不错。薰衣草香气浓郁，其中的挥发油类有很好的消除疲劳、镇定安眠的作用。柠檬富含维生素 C，清新酸爽的味道也会令精神为之一振。

胚芽木瓜粥（缓解疲劳）： 研究显示，长期服用 B 族维生素的人群具有更佳的工作效率。这是因为其能加快能量代谢，使人精力充沛。晚上如果加班熬夜的话，我会煮碗胚芽木瓜杂粮粥，既是美味，其中丰富的 B 族维生素和蛋白质又能补充体力，舒缓神经。将燕麦和小米用小火熬煮至黏稠，加入小麦胚芽搅拌，等出锅时加上木瓜丁，麦香中混合着果香，疲劳和压力也顿时一扫而光。

温馨提示： 铁和钙也是缓解春困的重要营养元素。比如早餐喝牛奶、吃鸡蛋，下午吃点红枣干，晚餐吃一道果仁菠菜。保证了足够的能量供应，一整天都会神清气爽，充满活力。

柳叶煮水化解春寒咳嗽

钱莹｜《健康时报》驻南京市妇幼保健院特约记者

突如其来的倒春寒，人们一不留意就易被感冒击倒，此时建议用鲜柳叶煮水来化解。

据南京市妇幼保健院中医科副主任医师邱明娟介绍，春季咳痰，多是因为春季干燥的气候导致，但这种燥咳仍有寒燥与热燥之分。寒燥咳嗽多是由天气转冷时穿衣较少、着凉引起，表现为咽痒咳嗽、声重气急、咳痰稀薄色白，常伴鼻塞流清涕、头痛、恶寒发热无汗等症状。热燥咳嗽则由风热性感冒引起，表现为咳嗽频繁剧烈，气粗或咳声嘶哑，喉燥咽痛，咳痰不爽。针对不同的症状，往往需要对症治疗，比如说寒咳时要疏风散寒，热咳时则要疏风清热。

柳叶煮水主要治疗寒燥咳嗽，有散寒解表、调和营卫、理气化痰的作用。采用新鲜的柳叶 30 克、生姜 3 片、红枣 5 颗（用手撕开）、陈皮 5 克，加水煮汤 20~30 分钟即成，每天饮用，直至症状消失，这样可以起到止咳化痰的效果。

该验方中的柳叶为初春时节采摘的新鲜嫩叶。因为柳叶味苦、性凉、无毒，具有清热、透疹、利尿、解毒的作用，淮扬地区更有清明吃"柳叶饼"的习俗。

而验方中的生姜味辛、性温，有发散风寒、化痰止咳的作用，还可温中止呕、解毒，临床上常用于治疗外感风寒及胃寒呕逆等症状。

另外，验方中的陈皮也是一味药食两用的中药材，具有健脾、燥湿化痰、解腻留香、降逆止呕的功效，但陈皮虽能化痰，却偏于温燥，有干咳无痰、口干舌燥等症状的阴虚体质者不宜多食。

对于风寒感冒引起的咳痰，用柳叶煮水喝能逼散体内寒气，调理气血，疏通阻滞，有止咳化痰的作用，但对于风热咳嗽效果不佳。

一般而言，风热咳嗽应以辛凉解表为主，常用桑叶、菊饮、薄荷疏风散邪，宣透风热；用杏仁、桔梗、甘草轻宣肺气，止咳化痰；用连翘、芦根清热生津。代表方剂为银翘散及桑菊饮。

生吃萝卜可保护呼吸道

陈允斌｜国家高级公共营养师

每年惊蛰过后，冬天蛰伏的动物和虫子都出洞了，病毒也开始活跃起来。

如果发现家里的老人开始轻微干咳，不要掉以轻心，可以马上吃几片生的白萝卜。最好是细细地嚼碎了，慢慢地咽下去。没有白萝卜，也可以食用青萝卜、红萝卜或是心里美萝卜，但不要食用胡萝卜。生吃萝卜可以刺激人体产生"干扰素"，对抗呼吸道病毒很有效。记得一感觉到有干咳的症状就要立即吃，不要耽误。如果咳嗽时痰比较多，光吃萝卜肉效果不好，还要用到萝卜皮才行。

而熟萝卜健脾消食，下气、化痰、促进消化排泄的效果好。在惊蛰节气，我们不仅可以用生萝卜来治病，还可以用熟萝卜来防病。为了预防春季流行病，惊蛰节气这个月可以常喝黄豆萝卜汤，来提高身体的抵抗力。

养生药膳应对"倒春寒"

张钟爱｜南京市中医院金陵名医馆主任中医师

"倒春寒"一般发生在初春三月，最大特点是春季多发的传染病与低气温交织，极易导致各种感冒症状或慢性病急性发作。因此，民间的"春捂秋冻"养生谚语是有其科学道理的。人体受寒时抵抗力会下降，慢性病急性发作的可能性大大增加，防止上呼吸道感染、养肝、强心安神十分重要。下面推荐几款食疗药膳方，以便家庭自我保养。

槐花芝麻饼。准备槐花200克，嫩豆腐100克，干淀粉30克，芝麻粉50克，生姜末10克，植物油500毫升，盐、味精适量。将槐花加盐、味精腌片刻，嫩豆腐切成末放在槐花中，加生姜末和干淀粉拌匀。将上述材料揉成小团子，滚上一层芝麻粉，再按成圆饼，放在油锅中煎炸即成。此饼具有补益肝肾、滋阴润燥的作用。

豌豆苗豆腐汤。准备豆腐250克，豌豆苗50克，酱油、芝麻酱、花椒油、红油、麻油、鸡精、白糖、盐各适量。将豆腐切成小碎块，与豌豆苗一道入锅，加入调料即成。此汤具有护肝开胃、健脾补气的作用。

三七炖兔肉。准备三七10克，丹参15克，兔肉250克，黄酒、葱末、姜末、盐、味精、五香粉各适量。将三七、丹参切成片，与洗净的兔肉一道入锅，炖烂加调料即成。这道菜可以活血化淤、改善微循环。

红花檀香茶。白檀香1克，红花3克。两种材料同入杯中，用开水冲泡，代茶饮用，可连续冲泡3～5次。此方在临床上已使用40多年，具有活血化淤、减少冠心病发作次数的作用，尤其适用于冠心病缓解期人群。

黄芪防风茶。黄芪30克，防风10克，鲜生姜5克。将原料洗净晾干，用开水浸泡30分钟，分次当茶饮用。这款茶饮具有益气、祛风、防感冒作用，适用于体质薄弱，易于感风受寒者。

🌿 春季防感冒喝大葱汤

辛红军｜中国烹饪协会西餐委员会理事

早春属于季节交替的时节，天气多变，因此也是流感高发的季节。预防感冒，可以试试大葱汤。

大葱因含有挥发油，气味较独特。挥发油中主要是大蒜素，具有抵御细菌和病毒的作用。因此，在忽冷忽热的早春季节喝点大葱汤，有利于预防感冒。而且，有刺激性气味的挥发性物质能温和地刺激支气管黏膜，有助于缓解鼻塞等感冒初期症状。此外，大葱还有促进消化、增进食欲、提高身体免疫力的作用。

大葱汤的做法很简单，将一根葱的葱白切成段，倒入沸水锅中，煮大约 15 分钟，加入少量的白胡椒，充分搅拌后就可以喝了。一天饮用数次，可以温暖身体、促进发汗，在感冒初期饮用有一定抑制效果。

初春的大葱营养最丰富，口感也是最嫩、最香、最好吃的；初春过后的大葱就变老了，而且营养成分相对减少，不宜生吃，最好炒熟再食用。

🌿 春季感冒的食疗方

春季昼夜温差大，很容易感冒。对付感冒，营养师们都有自己的小妙方。

🌸 受凉了喝葱白姜糖水

王喆｜国家一级公共营养师

感冒有"寒"和"热"之分，缓解这两种感冒，我各有好办法。

区别"寒"和"热"最为简便、有效的方法是观察舌苔和痰涕。

如果舌苔发白，涕液清稀，多为风寒感冒，说简单点就是冻着了。此时一碗热气腾腾的葱白姜糖水便可散寒解表。准备几片姜、几段葱白，洗净后放入开水中煮10分钟，煮好后加一小勺红糖，趁温热喝下去。

相反，如果痰涕少且黏稠、色黄，舌苔发黄者多为风热感冒。具有疏风清热作用的菊花茶、薄荷茶都可在此时饮用。取几瓣菊花直接用沸水泡饮，或在家里种一小盆薄荷，揪3～5片叶子，洗净冲热水饮用即可。

❀ 提高免疫力吃五彩拌菜

李纯｜国家二级公共营养师

我预防感冒先从补充营养入手，如补充保护上皮细胞的维生素A、增强免疫力的维生素C、带走代谢废物的水、抗氧化的植物化学物质等。给大家推荐两款补充这些物质的小食疗方。

香芹炒猪肝：猪肝中的维生素A丰富，可以帮助维持呼吸道上皮细胞的完整。然而猪肝中胆固醇含量高，加点膳食纤维丰富的香芹，可帮助降低血液中的胆固醇含量。

五彩大拌菜：买些紫、橙、绿、红、白五色蔬菜搭配起来，如用紫甘蓝、胡萝卜、黄瓜片、圣女果和生菜做成五彩大拌菜，其中的植物抗氧化色素可清除自由基，另外还含有丰富的维生素，都是增强免疫力必备的营养素。

❀ 防感冒病毒吃点菌菇

李园园｜营养与食品卫生学硕士

我的春季饮食以清淡为主，辛辣刺激、太油腻的食物少吃或不吃，因为这样的饮食习惯都会使身体的抵抗力下降，烹调方式以蒸、煮、白灼等为主。

感冒病毒喜欢干燥的环境，所以我们应该多喝水和汤。还有就是适量多吃水分含量高的果蔬。充足的水分可以促进人体代谢，帮助有毒、有害物质顺利排出体外。

白色蔬菜中的菌菇类食物可谓是预防感冒的一个法宝。菌菇类食物不仅矿物质锌含量比较丰富，而且含有一种独特的生物活性物质——真菌多糖，这些对提高免疫力、预防感冒都有帮助。

春季养生"小方儿"

张晋 | 中国中医科学院西苑医院治未病中心主任

在我的养生经里，"小方儿"是最重要的一部分，之所以叫"小方儿"，是因为其中调理小毛病用到的都是生活中很普通甚至是触手可得的"药物"。

蜂蜜。到了春天，很多人会无端出现焦躁、烦躁的感觉，这个时候我常会饮用一些蜂蜜水。春天是阳气始发的时节，人体脏腑功能也都处于一个勃发的状态，如果冬季肾气收藏不力，正气亏虚，阴血不足，便会在春季出现急躁等症状，尤其是心肝火旺再加上睡眠不好的人，更容易产生烦躁情绪。蜂蜜补中、养血、润燥，用温水一冲就可以饮用，非常方便，是很好的春季保养品。

红枣。我本身体质上并不是一个特别强壮的人，有点气血不足，还有些脾虚、痰湿等症状。所以我办公室的桌子上常年会放着一瓶红枣，吃完再装满。医护工作者既要出门诊，还要做科研科普，需要有足够的气血来支撑。红枣滋阴补阳又补血，是个不错的小零食。但红枣偏温，吃多了容易上火，一般都是挑选个头较大的买，最多每天吃一个左右。

花茶。除了红枣瓶外，我的办公桌上还备有一个养生壶。在这个季节里，我常会将玫瑰花与菊花一同泡水喝。玫瑰花味甘、微苦、性温，可理气解郁、镇静安神，菊花可疏风清热、清肝明目，二者配合使用既可清肝火，又可养肝，一举两得，尤其适合眼睛疲劳、头痛、咽喉肿痛等症状的人。冲泡时放些蜂蜜，可改善口感。但是也别多喝，每天放上一两朵花，泡到味淡就行。

黑芝麻。对于由于春燥导致的便秘问题，可以吃点黑芝麻。这是因为"诸子皆酱，诸子皆润"，黑芝麻这类种子食物都富含油脂，有润肠的作用。同时黑芝麻养血，对于血虚便秘的人尤其适合。

当然，便秘也分很多种。便秘还包含腑实证，这种便秘症状用黑芝麻就没有用。虽然都是便秘，但不能一概而论，要对症下药。

❧ 脾虚者可多吃鲤鱼

郑金铎｜《健康时报》驻河南中医学院第一附属医院特约记者

春天是人体生理机能、新陈代谢最活跃的时期。而脾虚最影响肠胃的消化功能，脾虚人群春季最易生病，严重者还会出现食欲不振、胃胀、四肢倦怠、肠鸣失气等病症。

脾虚者可多食健脾的食物，比如说芡实、薏仁、山药、红枣、香菇等。而鲤鱼是春季健脾肉类食物的最佳之选，从药用角度说，鲤鱼性平、味甘，最适于健脾养胃。

脾虚人群可在家经常煲一碗鲤鱼汤，配适量的山药、芡实、薏仁等，喝汤吃肉，每周2～3次，慢慢把脾胃调理好。

此外，平时多按揉中脘穴和三阴交穴，对健脾益胃也有很大帮助。

❧ 中药治春季结膜炎

张明亮｜湖南中医药大学第一附属医院眼科主任医师

立春后自然界又充满了生机，然而就在桃花盛开的时节，有一种季节性眼病——春季卡他性结膜炎（又称春季结膜炎，简称春卡）又回来了。要想摆脱这一恼人眼疾，可配合中药治疗。

"春卡"常在春季发病，秋冬季症状缓解或消失，翌年春季又复发，如此反复多年，症状才可逐渐减轻或消失。此症多见于儿童和青年，可持续5～10年，男性发病率高于女性。

有风热挟湿证的患者，症状是双眼奇痒、灼热、有黏丝状分泌物，上睑结膜呈粉红色，结膜上有如卵石样巨大乳头排列，大小不一，质硬而扁平，舌红苔黄。最好选用具有祛风清热、除湿止痒作用的消风散治疗。药材有荆芥10克、防风10克、薄荷6克、羌活10克、川芎3克、僵蚕10克、蝉蜕6克、茯苓10克、陈皮6克、甘草3克。用水煎服。

湿热犯目证的患者，症状是奇痒难忍，分泌物呈抽丝状，上睑结膜有大量如卵石样巨大乳头排列，表面似涂一层乳汁，角膜缘有胶样结节。舌质红苔黄腻，脉滑数。可选用除湿汤加减治疗。药材有连翘 10 克、车前子 10 克、枳壳 10 克、黄芩 6 克、黄连 6 克、荆芥 10 克、防风 10 克、蝉蜕 6 克、茯苓 10 克、泽泻 10 克、白鲜皮 10 克、地肤子 10 克、茵陈 10 克、甘草 3 克，用水煎服。

如果一时不能确定过敏源，首先要改善生活环境，特别是空气质量或居室内温度，使过敏源的影响减轻。其次，要注意营养和锻炼，生活作息规律，增强体质。因为身体健康状态的改善，能使身体对抗过敏发作的潜能提高，并减少、减缓过敏发作。再次，可采用眼睛局部冷敷或冰敷的方式，以减轻不适症状，可用人工泪液局部点眼，也可用冲洗来大幅降低过敏源及致炎因子浓度，改善症状。

🌿 过敏性鼻炎从"扶正"入手

姜辉｜北京中医药大学东方医院耳鼻喉科

春天是过敏性鼻炎高发季节，以鼻痒、打喷嚏、流清涕、鼻塞等为主要症状。无性别、年龄、地域差异，可常年发病，亦可随季节加重。

中医认为任何疾病的发生，都离不开内因和外因，《黄帝内经·素问》中就有这样的论述："正气存内，邪不可干；邪之所凑，其气必虚。"

所谓"正气"就是人体抵抗力以及自身调节能力和适应能力。过敏性鼻炎的内因主要是患者正气虚弱，抗邪无力，而"邪"指的是各种致病因素，即外因。患上过敏性鼻炎的"邪"，即患病的外因主要是螨虫、花粉、霉菌、动物皮屑等致敏源。

简而言之，要治疗过敏性鼻炎，保持健康，即不让自己的身体和心态偏离正常，避免在生活、工作、养生等方面"不及"和"太过"，只有自己的身体精神状态达到一个正态平衡，才能保证身体和精神健康、不生病。也就是说，中医治疗过敏性鼻炎，要从"扶正"入手。

在治疗方面，现代医学治疗以外用鼻喷药物及口服抗过敏药物为主，部分人群还可以进行脱敏治疗，但是脱敏治疗周期长，往往不容易坚持；而中医特点是辨证论治，通过个体化治疗取得良好疗效。

中医治疗过敏性鼻炎的方法有局部穴位贴敷，根据过敏性鼻炎特点经过多年临床观察，配制出独特药方，贴敷患者肺俞穴，每日一贴，十日为一疗程，配合局部物理治疗，效果令人满意。可去专科医院对症治疗。

除此之外常配以针灸治疗，在辨证取穴指导下，选用迎香、印堂、风池、风府、足三里等穴。

除了针灸，平时大家也可以通过局部按摩等在家中可以自己操作的疗法自行缓解症状。先将双手大鱼际摩擦至热，贴于鼻梁两侧，自鼻根至迎香穴反复摩擦至发热；或以两手中指于鼻梁两边按摩 20 ～ 30 次，早晚各 1 次，令局部发热，可以达到缓解鼻塞的效果。

🌿 治慢性咽炎不可一味清热解毒

李海 | 北京中医药大学东直门医院耳鼻喉科主任医师

天气变热，很多慢性咽炎患者常会出现咽部不适，总以为是"上火"了，就擅自服用"去火药"，如牛黄解毒片、牛黄清胃丸等，或使用胖大海、金银花等清热解毒药泡水代茶饮。更有患者，每次咽痛就服用抗生素。其实，治疗慢性咽炎不可一味清热解毒。

不是所有慢性咽炎都由"上火"导致，很多患者是肺脾气虚，或者脾肾阳虚，这部分患者如果服用清热解毒药，无异于雪上加霜。

部分患者服用上述清热解毒药物后可能症状能暂时缓解，但多数患者不仅未能减轻症状，反而出现腹痛、腹泻等消化系统症状。而暂时缓解症状的患者，也会因长期服用寒凉药物，伤及身体阳气，日后容易出现畏寒、疲倦、便溏、反复感冒等情况。寒凉药物伤人，副作用出现的比较晚，所以不易引起人们重视。

怎么判断患者属于什么证候呢？如果患者咽喉干燥，但是并不想喝水，或者仅喜欢以少量温水润嗓，一次饮水过多则胃部不适，甚或恶心，平时腹胀，大便稀溏，腹部怕凉，倦怠，气短，自汗，则可以判断为肺脾气虚。

气虚患者可以服用补中益气丸，或者配合食疗。平时多食用籼米、粳米、糯米（少量）、小麦、甘薯、山药、蜂蜜、木耳、南瓜（勿与羊肉同食）、枣、核桃、南瓜子、胡桃、榛子、龙眼（适量）、葡萄、樱桃、莲子肉（蒸）、菱实（阳虚勿用）、芡实（鸡头米）等食物。但补气食物每次食用要适量，一次过多会引起腹胀，应细水长流地长期食用。

如果患者咽痛，痰涎清稀，不喜饮水，饮水后排尿很快，畏寒，手脚冰凉，喜暖喜温，大便不实，甚则完谷不化，大便中有不消化食物，腰膝冷痛，晨起眼睑或下肢浮肿，月经量少，可以判断为脾肾阳虚。万不可仅凭咽痛一症就认为是"上火"，更不可服用寒凉药物。

这类人可以服用金匮肾气丸、右归丸。平时多服食醪糟、春芽、苏叶、韭菜、芫荽（香菜）、樱桃、枣、胡桃、丝瓜、狗肉、牛肉、羊肉、带鱼、枸杞子和山药等温性食物，或者烹调时加入花椒、大料、丁香、桂皮、茴香和姜等温性调料。误过食生冷、海鲜、凉性瓜果蔬菜，如苦瓜、西瓜等食物。

如果情况复杂，自己不能准确判断，则建议您到医院就诊后再用药。

🌿 就地取材治咳嗽

杜向彩 ｜ 云南省中医医院心肺科

春天多风，气候干燥，冷热变化频繁，敏感源也多，这些都易引起咳嗽。如果你不想通过药物来缓解咳嗽，不妨就地取材试试下面这些食疗方。

燥热咳嗽型表现： 干咳连声，咳甚则胸痛，或痰少而黏、不易咳出、鼻燥咽干等。**对症饮食：** 梨羹。生梨1个，川贝母3克，冰糖适量。将生梨洗净，切碎，加川贝母、冰糖炖水，饮服，每日两次。有清热宣肺、润肺止咳的作用。

风寒咳嗽型表现： 咳嗽声重、痰白清稀，兼有头痛恶寒、发热无汗等。**对症饮食：** 葱白糯米粥。3厘米长的肥大葱白5段，糯米50克，生姜5片，米醋5毫升。将前三味洗净，共煮为粥，粥熟后加米醋，每日两次，趁热服用。此粥有散寒解表、温中止咳的功效。

风热咳嗽型表现： 咳嗽气粗、痰黄黏稠、咳痰不爽，兼有发热恶风、头痛汗出等。**对症饮食：** 桑菊茶。桑叶、菊花各 10 克，白砂糖适量。将桑叶、菊花置保温杯中，用沸水适量冲泡，加盖焖 15 分钟，再加入白砂糖适量，代茶多次饮用，每日 1 剂。此茶有疏风散热、宣肺止咳的作用。

痰湿蕴肺型表现： 咳嗽痰多、痰白黏腻、胸脘满闷、恶心纳差等。**对症饮食：** 二陈汤粥。茯苓、半夏各 9 克，陈皮 6 克，粳米 50 克。先将前三味药煎取药汁，去渣，然后加入洗净的粳米煮粥。此为 1 日量，分早、晚两次空腹食。此粥有健脾燥湿、化痰止咳的作用。

肺阴虚型表现： 干咳少痰，或痰中带血、午后潮热、口干颧红、失眠盗汗等。**对症饮食：** 银耳百合汤。银耳、百合、沙参各 10 克，冰糖 20 克。将银耳用凉开水浸泡至涨大变软后，放入砂锅中，与百合、沙参、冰糖一起加水以小火炖煮 1 小时即可。此汤有养阴清热、润肺止咳的作用。

🌿 春季上火怎么办

一到春天，就总感觉咽喉肿痛、鼻腔热烘烘的、嘴角长疱、动不动就想发火……这些症状正是上火的表现。

🌸 肝火大，少吃酸辣味

王振涛｜河南省中医院心血管内科主任医师

春天阳气上升，易扰动人体肝、胆、胃肠蓄积的内热，春燥上火是人体阴阳失衡后出现的内热症。从中医上讲，肝脏具有升发调达、储存血液、舒畅情致的作用，所以，春季上火多为肝火。

肝火旺的主要症状有：头痛、头晕、耳鸣、眼干、口干舌燥、口苦、口臭、两肋胀痛、睡眠不稳、燥热、舌苔增厚等。肝火旺者关键要心情好、睡眠好。睡不够或是睡不好，也会造成肝火上升。经常熬夜的人，肝脏不能正常休息和排毒，这无疑加重了肝脏负担。

此外，要预防肝火旺，一些简单的药材或食物也有助于清火，比如可用金菊花、溪黄草、夏枯草、白芍等平肝息火的药材合煎饮服；要少吃辛辣、海鲜、过腻过酸、煎炸食品以及羊肉、海虾、肥肉、乌梅等，乌梅太酸，羊肉、肥肉过于油腻，海虾是发物，都可能"火上浇油"。

❀ 胃火大，鼻头爱长痘

唐博祥｜北京中医医院脾胃病科主任医师

男人本身就阳气足，稍有不注意就容易上火。从中医角度来说，上火是因为身体里有"火"，往往会在脸上长出痘痘，影响美观。

这痘痘长在脸上不同的部位，也传达出不同的健康信息：如长在额头上，表明心胃有火，脾气急躁，压力太大；鼻头位置有痘，是因为胃火亢盛，消化不良，同时会有便秘、口臭等症状；痘痘长在鼻翼部位，则与生殖系统疾患有关；下巴长痘，常常说明肠胃失和，可能泄泻或便秘等。

男性皮肤大多偏油性，所以尤其要注意清洁，洁面时应使用温和的肥皂或洗面乳进行清洗，常洗手，保持双手洁净，还要切忌过食油腻。最重要的是保持心情舒畅，情绪平稳、心态平和。另外，对于烟、酒、油腻、辛辣、膻腥味要忌口，这样才能尽快根治痤疮。

第2章
夏季养生细节，把握健康命脉

　　夏季是一年中的第二个季节，通常指农历四月、五月、六月这三个月，包括立夏、小满、芒种、夏至、小暑、大暑等六个节气。立夏之后，迎来夏季，生命愈发旺盛，植物竞相开花结果，各种蔬菜、水果大量上市。针对这些丰富的蔬菜、水果，本章教您各种健康的吃法，帮助您开胃、解暑、清热。夏季气温较高，还应注意防晒，且不可贪凉。本章还指出了一些比较常见的夏季生活小细节，希望可以帮助大家舒适地度过整个夏天。

🌿 火龙果的花样吃法

火龙果上市的时候，实惠又新鲜。火龙果直接吃清甜爽口，此外，营养专家还推荐了一些营养健康的好吃法，一起来看看吧。

❀ 火龙果烧排骨

冯翔｜中山大学公共卫生学院营养学系副教授

和白心火龙果相比，红心火龙果花青素含量更高。无论红心还是白心，火龙果既可生吃，也可用来烹饪。我给大家推荐一道火龙果烧排骨。首先，将排骨剁成小块，挖出火龙果的果肉，整成块状或球状，留下被挖空的果皮备用；然后，将排骨放入油锅，煎至八成熟，加入盐、白糖、生抽及少许水，焖至全熟；最后，倒入火龙果混匀，收汁，装入掏空的火龙果皮即可。

这道菜，荤素搭配，油而不腻，浓淡相宜，既有排骨的浓鲜，又有火龙果的清甜，最适合夏季既追求清淡却又无肉不欢的"食肉动物"们。

❀ 切块拌酸奶

马庆琳｜济南营养学会营养师

在水果家族中，火龙果营养价值很高，夏天若肠道不顺畅，火龙果能帮上大忙。

火龙果含有一般植物少有的植物性白蛋白及花青素。花青素是一种强有力的抗氧化剂，在一定程度上可保护人体神经系统，增强血管弹性和皮肤光滑度等；植物性白蛋白能够帮助排出体内的重金属，有一定的解毒作用。

火龙果果肉中密密麻麻的黑色小籽也有大用处，其富含膳食纤维，具有促进肠蠕动的作用，所以在减肥、降低胆固醇、润肠、预防大肠癌等方面能起到积极的作用。一些中老年人排便不畅，建议可以将火龙果切小块和酸奶拌着吃，促排便的效果不错，而且还具有促进胃肠消化的功能。

❋ 连皮榨汁喝

范琳琳｜荷兰瓦赫宁根大学食品安全、食品工程双硕士

很多人忽略了火龙果的花和内层粉色皮，其实用它们也可以做出不同的花样食物来。

火龙果的干花可以泡茶、炖菜、煲汤，其香味浓郁，具有助消化、清火等作用。而火龙果的鲜花可以尝试清炒，将花洗净，撕成适当大小，放入加有橄榄油的锅中快炒即可。这道菜香甜清脆，具有明目、降压的效果。又或者，将鲜花放入沸水中煮沸数分钟或放入开水冲泡，一杯鲜美的花茶就做好了。

同样，火龙果的内层粉色皮也不要丢掉。如果是榨汁，将火龙果皮洗净、切块、榨汁喝，也是一道清甜可口的消暑汤。还可以选择凉拌，将火龙果皮切丝，放入少许香油和少量盐，搅拌后即可食用。

❧ 红心火龙果引发的虚惊

李然｜食品工程与营养硕士

火龙果有红皮白心、红皮红心、黄皮白心三种，最常见的是红皮白心的，而现在市面上红皮红心火龙果也越来越多。

红心火龙果本来是富含花青素的营养水果，但一些消费者吃红心火龙果后发现尿液变红了，怕对健康有损，就不敢吃了。这种水果为什么会让身体发生这样的变化？看看下面的分析。

其实，火龙果"闯祸"已经不是第一次了。火龙果中有很多像黑芝麻一样的籽，无法被肠道消化吸收，会保持原样随着排泄物排出，着实把很多人吓了一大跳。而红心火龙果更甚，食用后会让尿液变红，会让一些人误以为自己"尿血"了。

事实上，导致尿液变红的根源在于红心火龙中的甜菜红素。这是一种天然色素，其性质稳定，无法在体内被分解掉，经泌尿系统排出后便会使尿液带有红色，排泄物也可能被染红。这只是天然色素在体内的代谢过程，丝毫不必担心会有损健康。

跟白心火龙果相比，红心火龙果中富含花青素、维生素及水溶性膳食纤维，对健康非常有益，不要因为一些谣言而放弃食用。

吃菠萝前先用冷盐水浸泡

李健 | 中级临床营养师

吃菠萝前一定记得用冷盐水浸泡一下，然后用清水洗去咸味再食用。

菠萝的果肉除富含糖分、维生素 C 和多种有机酸，还含有能分解蛋白质的菠萝蛋白酶，如果不用盐水泡洗就直接吃，这种酶对我们口腔黏膜和嘴唇的幼嫩表皮有刺激作用，会产生刺痛的感觉。因此，吃之前把菠萝切成片或块，放在冷盐水中浸泡半小时，再冲洗干净，既达到消除过敏性物质的目的，还会使菠萝味道更甜美。建议饭后半小时到一小时后吃，非常清新爽口。

车厘子就是大个头的樱桃

李然 | 食品工程与营养硕士

车厘子和樱桃到底有什么关系？很多消费者都搞不清楚。车厘子因为有一个高大上的名字，再打上"进口"的旗号，估计你会把它当作某种国外的高档水果。但是事实上，车厘子和樱桃只是属于"同物异名"，其本质就是一种大樱桃。

车厘子个头大、颜色深红或发紫，价格较高，这些特征彰显出其与普通樱桃的不同。国内的樱桃主要有中国樱桃和毛樱桃两种，而车厘子实际就是欧洲甜樱桃，起源于西亚一带，古罗马时期被带回欧洲大陆广泛种植，之后传入美洲，现在成了欧洲、北美的主要栽培品种。虽然水果市场上很多车厘子打着"进口"的旗号，但未必都是进口的，因为从 20 世纪 80 年代起，我国山东一带就开始种植欧洲甜樱桃，后来逐渐发展开来，广东、广西、台湾等地区都有种植。

这么看来，车厘子其实就是樱桃的一个品种，其个头偏大，果皮和果肉颜色深红或发紫，果实形状接近于心形，而且果实紧实，更利于运输和售卖。相比之下，普通樱桃在外观上就显得逊色一些，没那么漂亮，个头也较小，但果肉比较软，吃起来口感较好。这样比较起来，大樱桃虽然略有优势，但价格是一般樱桃的数倍，普通消费者没必要为追赶时髦而花大价钱购买。

另外，一些商贩声称车厘子个头大，营养也更好，能补血美容。事实上，说樱桃能补铁补血本身就是一种误区，根据《中国食物成分表》中的数据，普通樱桃含铁量很低（0.4 毫克 /100 克），有研究指出车厘子的含铁量比普通樱桃高，为 5.9 毫克 /100 克，可即便如此，对于补铁来说也是杯水车薪。

总的来说，车厘子就是一种大樱桃，和我们平时吃的樱桃属于一种水果。虽然两者在口感和外形上有差别，但总体营养价值相差不大，大家可根据自己的需求购买。

🌿 杨梅是开胃第一果

雍凌 | 营养与食品卫生学硕士

枇杷刚走，杨梅就到。作为我国南方特有的水果，只是说起杨梅，就会让很多人忍不住流口水。而正是因为这股酸爽劲儿，让杨梅有了开胃、消暑的神奇效果。

五六月份，杨梅开始上市，而江浙两地的杨梅种植面积最大、产量最多、品质最佳。优质杨梅有乒乓球那么大，颜色深红乌紫。杨梅的酸味来源于其中丰富的有机酸，很开胃，对健康也非常有益。而在中医上，杨梅味甘酸、性温，有生津止渴、和胃消食的功能，对于食后饱胀、饮食不消等有较好的食疗效果。

除了果实风味独特外，杨梅还含有十分丰富的营养成分和一些具有生理活性的物质。杨梅为果中珍品，果实富含蛋白质、氨基酸，铁、镁、铜等矿物质，而且还含有多种维生素，其中维生素 C 的含量最为丰富。此外，杨梅还含有葡萄糖、柠檬酸、乳酸、苹果酸、果糖及蜡质等物质，被称为"天然固体饮料"。杨梅的果实中花色苷、黄酮等多酚类及多糖类物质含量丰富，现有研究表明，花色苷类物质有良好的抗氧化性能和清除自由基能力，对降血压、降血脂、抗肿瘤、消炎镇痛、增强免疫力等有一定功效。

　　杨梅的上市期很短，对北方人来说，尤其要抓紧时机享用。而杨梅中含有的活性物质对大肠杆菌、痢疾杆菌等细菌有抑制作用，能防治夏季腹泻。如果觉得杨梅味道酸，可以学学古人的做法：用淡盐水泡一泡（从唐代开始就有这种吃法）。在清水里加少许盐，将新鲜的杨梅浸泡一小会儿，可以减轻酸味。

　　如果胃口不好，建议自制一杯杨梅汁喝：杨梅泡盐水后洗净，然后加适量水熬煮 5 分钟，关火晾凉后放入冰箱冷藏，喝前加少许蜂蜜，口感非常好。

牛油果的正确吃法

王璐｜公共卫生学硕士、国家二级公共营养师

　　从营养价值来说，牛油果是水果中不可多得的"全能选手"，营养价值很高。但其吃起来绵软油腻，很多人无法接受其口味。那么，牛油果该怎么吃呢？

　　在水果界，牛油果不如其他水果般甘甜多汁，咬一口只觉得绵软油腻，初次尝试很难适应。但只要我们换个思路，把它当作蔬菜，就有很多美味而有创意的吃法了。

　　最常见的是将牛油果做成沙拉，配以豌豆粒、玉米粒和自己喜欢的时令蔬菜或新鲜水果，撒少许盐、胡椒和熟芝麻即成。需要注意的是，牛油果的脂肪含量不低，因此制作沙拉时不要额外加沙拉酱，用初榨橄榄油或酸奶代替沙拉酱，健康又低脂。

　　为克服口味方面的障碍，充分获取牛油果的营养，很多人开发出了各种新奇的吃法。譬如做成果泥，可以像黄油一样涂在面包片上吃；或者和牛奶、其他水果一起搅拌成奶昔吃；捣成果泥拌白砂糖吃；切成一块一块地卷进寿司里吃等。

　　而日本人最喜欢的传统吃法则是将未完全成熟的青色牛油果切片，装盘后配以酱油（一般是生抽）和芥末蘸着吃。日本人很喜欢吃生鱼片，尤其是口感软嫩的三文鱼，而牛

油果富含脂肪、蛋白质，果肉吃起来绵密细腻，切成片装盘，蘸点生抽和芥末吃，口感确实与三文鱼肉有几分相似。

提示：牛油果必须趁鲜吃，挑选外壳摸起来软硬适中，稍微可以按得动，切开后呈现嫩黄绿色的。牛油果切开后应立即加工食用，否则极易在空气中氧化变黄。

🌿 清洗蔬果加点"料"

王丹｜国家二级公共营养师

夏天是蔬菜大量上市的季节，也是病虫害多、农药使用量大的时期。面对农药残留，咱们怎么办？

其实蔬菜种类不同，农药残留也不同。根据我国农产品检测中心的统计，蔬菜中的农残合格率从低到高依次是：豆类、茄果类、白菜类、绿叶蔬菜类、芋薯根菜类、葱蒜类、瓜类，最高的是食用菌类。

买回家的菜不要立马捂在袋子里，尽量都摊开晾一下再保存。据测定，蔬菜在阳光下照射5分钟，有机氯、有机汞农药的残留量可减少60%左右。

清洗是清除农药残留最有效的方法。如，清洗草莓、桑葚、菠菜等含水量较高且皮薄的果蔬时，可在温水中加点淀粉浸泡，利用大颗粒的吸附性去掉果蔬表面的污物。如果是清洗茄子、土豆、西红柿、青椒等表皮较厚的果蔬，可以加少量盐轻搓，可去掉表皮的农药残留。另外，用盐水浸泡也可泡出樱桃、菜花等果蔬中的虫子。在清洗蔬菜时也可用小苏打（也有用淘米水的，淘米水也属于弱碱性），大多数农药都属酸性，碱性的小苏打可中和掉一些农药；但果蔬中的维生素C、B族维生素天生怕碱，会影响其营养价值，所以一般不建议用碱水泡。

还有一些人在吃葡萄的时候，懒得一颗一颗摘下来洗，同时也怕摘下来果蒂更容易受到污染，所以加入洗涤剂洗，这种做法是可以的，但洗涤剂的力量一定要少，1~2滴即可解决问题。此外不论是用什么方式浸泡，都不应该超过20分钟，否则果蔬的口感会变差，而且亚硝酸盐含量也会变高。另外，经过加"料"清洗后，一定要用大量的流动水清洗干净再吃。

世界卫生组织建议对根块类蔬菜和水果要彻底削皮，对叶子菜和水果要用安全的水浸洗。如果你还是不放心苹果、茄子等的农药残留问题，可以把皮削掉，进一步降低安全隐患。对于一些耐热蔬菜，如菜花、豆角、芹菜等，最后在洗净后用开水焯几分钟，同样能降低农药残留。

✿ 酸奶加浆果可强壮心脏

刘梅颜｜北京安贞医院心脏内科中心主任医师

黑莓、蓝莓、草莓、覆盆子、巴西紫莓、小红莓这六种浆果是有利于中老年人心脏的浆果，都是膳食纤维的很好来源，富含多酚、维生素和抗氧化物等，有助于减少患心脏病的风险。其中小红莓还能增加 HDL-C（高密度脂蛋白胆固醇、好胆固醇），且有助预防尿路感染。但是它们都太酸，加入到酸奶、冰沙、燕麦中，可以调和味道，较适合中老年人的饮食习惯。不过需要适量适度，别过多、过度频繁地食用。

✿ 血压高多吃空心菜

李健｜中级临床营养师

空心菜是最典型的绿叶菜之一，营养价值很高，但很多人不了解空心菜，菜市场上的空心菜常常遭到冷遇。建议心血管病患者常吃空心菜。

空心菜又叫蕹菜，是一种营养价值很高的深绿色叶菜，但因为空心菜很容易被氧化而颜色变黑，因此，菜市场和饭店都不会主推这种蔬菜。

对高血压患者来说，空心菜是非常好的一种深绿色蔬菜，其富含钾和钙，每100克中的含量分别达到243毫克和99毫克，膳食纤维含量也比较丰富（1.4克/100克），这些对心血管健康非常有益。而且，空心菜也是富含叶黄素的深绿色叶菜之一，叶黄素可以帮助改善用眼疲劳，对心脏健康也有益。

一些人嫌弃空心菜的梗粗糙，去掉梗只吃叶子，这种吃法会让空心菜的健康效果大打折扣。空心菜的梗富含膳食纤维，有很好的促进肠道运动的效果。

总结：尽量购买比较鲜嫩的空心菜，将梗和叶一起食用。空心菜的吃法很多，可以素炒、蒜蓉炒以及做汤，譬如空心菜丸子汤，美味与营养兼具。

多吃空心菜可补钾

王璐 | 公共卫生学硕士、国家二级公共营养师

炎炎夏季，出趟门就能即刻变身"汗人"，汗水里不光有水分，还有从体内流失的对人体有益的钾。

钠和钾对人体同样重要，但由于盐中摄入钠充足且肾脏对钠排出具有调节作用，一般钠缺乏不易出现，而缺钾却很容易出现。如果你发现自己最近有四肢无力、精神不振、反应迟钝、缺乏食欲，或者烦躁不安、神志不清等神经系统症状，则极有可能是因为你体内缺钾了。

通常说到含钾丰富的食物，人们第一反应往往是香蕉。其实，很多蔬菜，尤其是绿叶蔬菜，如空心菜、菠菜、莴笋叶、苋菜、紫背天葵等，都是钾的良好来源，这些深绿色蔬菜中的钾含量并不逊于香蕉。

而且补钾不仅要看食物的含钾量，还要看"钾营养素密度"，香蕉的钾营养素密度为2.75，而空心菜的钾营养素密度为12.15，比香蕉要高；也就是说，吃同样热量的这两种食物，通过空心菜身体能摄入更多钾。再者，空心菜生长周期短且种植要求很低，很适宜作为夏季应季菜来补充钾。

　　网传空心菜在五种农残最多的蔬菜中位居榜首，甚至有报道称有些地方在水里栽培空心菜来治理水污染，净化水质。其实，空心菜的栽培方式分旱栽和水植两种，北方以旱栽为主，南方既有旱栽又有水植。而且，农药残留多少，除了与植物的品种有关外，还和不合理用药以及用药后是否按照安全期采收等有关。

　　烹饪时，最好先用大量水冲洗浸泡，并用热水焯烫。用去农残后的空心菜，做一道清淡的蒜蓉空心菜便是补钾的好方法。

黏黏的木耳菜能润肠

吴婧 | 国家高级公共营养师

　　我小时候一直都只知道这个菜叫作"豆腐菜"，叶子近似卵形或圆形，肥厚而黏滑，吃上去口感脆脆的，和黑木耳的口感类似。后来才知道"豆腐菜"还有一个名字叫"木耳菜"，它在广州地区被称作"潺菜"，在新马泰一带又被叫作"帝王菜"。它是一种少有的古老蔬菜，早在《诗经》中就有涉及木耳菜的诗句。

　　作为一种绿色蔬菜，木耳菜中有不少膳食纤维、镁和叶酸，而且，木耳菜的钙含量是菠菜的 2 ~ 3 倍，草酸含量较低，可作为补钙的食物来源之一。除了这些，我最想说的就是，木耳菜之所以有黏滑的感觉，是因为木耳菜中的黏液是天然植物化学物质——黏多糖。正是含有这些黏黏滑滑的黏液，所以木耳菜又得名"软浆菜"。有黏液的植物相比其他蔬菜，营养比较特殊，想想看我们平时餐桌上吃到的食物如山药、秋葵也是含有黏液的健康食物。有研究表明，木耳菜中的黏液有滑肠、散热、利大小便的作用，适合消化能力弱或需要润肠通便的老年人食用。

　　木耳菜作为夏季的时令蔬菜，其嫩叶烧汤清香嫩滑，也适合清炒或用蒜蓉炒，正如大家说的，炒木耳菜就不必放酱油了，天然的绿色蔬菜味道更诱人。对于怕长胖的人来说，在晚餐中加入木耳菜等深绿色蔬菜，做一道清炒木耳菜或者木耳菜豆腐汤，在感受它独特的清香味道的同时，低热量、高纤维还有营养。

醋泡生姜有助于开胃

庄扬名 ｜ 黑龙江中医药大学中医硕士

很多老人都有这样的感受：同样一道菜，儿女们吃得津津有味，自己却一点食欲也没有，觉得毫无味道。这种现象通常与老年人消化功能的下降有关，因为消化不良，特别怕吃生冷或油腻的食物。有这种情况的老人不妨常食用一些醋泡生姜。

生姜既是美味佳肴，又是保健良药，早晨起床后嚼食少量生姜对老人养护脾胃、提高食欲很有益处。这是因为，生姜中含有一种"姜辣素"，能促进胃液分泌和肠管蠕动，起到健胃、助消化的作用。胃酸过多的老人，可以用生姜末代替醋泡生姜。

吃姜时注意姜的食用量和食用时间。每天吃一片或两三片就行，只要适量就能够刺激消化功能，不宜过多，最好是在早上吃。

夏季吃姜有讲究

杨力 ｜ 中国中医科学院教授

俗话说"冬吃萝卜夏吃姜，不劳医生开药方"，夏天吃姜要分人、分时，吃对了可强身。

生姜性热，冬夏都可以吃，冬天寒气重，吃姜可以散寒；而夏天体热，姜中的姜辣素能加快血液循环，促进排汗，降低体温，有利于夏季防暑。另外，夏天阳气外达，人体内里肠胃偏寒，尤其是爱吃寒凉食物的人，脾胃较寒，再加上夏天气温高，食物容易滋生细菌，人食用后容易引起肠胃不适，而适当吃姜可暖胃、开胃。

"早吃姜，补药汤；午吃姜，痨病戕；晚吃姜，见阎王。"这个说法有一定道理，因为从中医角度讲，姜是宣发阳气的，早上吃姜能升阳气；而中午时，人的阳气最盛，之后开始收敛，所以过午就不宜吃姜；而晚上阴气重，更不宜吃。但这种说法也是相对的，如果有"空调体""冰箱胃"的人晚上吃姜也未尝不可，这类人在晚上吃姜，可排出白天未排出的汗液。不过，对于阴虚有火的人早晚都不应该吃。

很多人认为吃生姜要去皮是因为皮不干净，但其实姜皮本身就是一味中药。姜肉性热，可用来发汗。姜皮性凉，如果是受了风寒想发汗，做姜汤时应该去皮；如果是平时喝红茶生姜，则不必去皮。日常做菜用来调味的姜也不必去皮。而吃大闸蟹的姜汁，则应该去皮来平衡蟹的寒性。夏天容易犯困，不妨自己熬点姜茶喝。准备3克红茶茶叶，3片切薄的生姜片，加清水熬煎半个小时左右，关火后放点红糖即可，或用沸水直接冲泡。

夏天身体有湿气，这种"湿"分为湿热和湿寒，如果是恶心、不想吃饭、排便稀的湿热体质者，应少吃生姜。另外，阴虚火旺者、目赤肿痛者、身上长疮和痔疮患者使用生姜要慎重。还需注意，如果出现烂姜情况，就不要吃了，容易致癌。再者，隔夜的姜糖水尽量不要喝。

吃丝瓜可清热通便

熊苗｜国家一级公共营养师

天气炎热，食欲变小，尤其是老人，他们对食物的消化和吸收能力变弱，很容易便秘。所以，吃点既易消化又可通便的丝瓜很有必要。

丝瓜的含水量很高，无论做汤或者炒食，都很容易被人体消化、吸收。除了含水分高，丝瓜中的蛋白质和钙含量比我们常见的黄瓜、冬瓜都高，另外，还有特殊的干扰素诱生剂、皂苷类物质、黏液质、木胶、瓜氨酸、木聚糖等物质对人体具有一定的保健作用。

嫩丝瓜属寒性，对于大便干燥的老年人来说，清热通便的效果不错。如何挑选到鲜嫩的丝瓜呢？嫩丝瓜的颜色翠绿、瓜形周正、白毛完整；不要买"肚子"大的，因为肚子大的丝瓜一般比较老，里边的籽也比较多。

丝瓜不适合生吃，做汤、炒着吃都很好吃，尤其是跟贝类、虾类搭配，非常可口。

丝瓜炒虾仁：丝瓜去皮、切片（不需要去瓤），跟虾仁一起炒熟即可。注意丝瓜味道比较清甜，烹调时也应该清淡，少油少盐，尽量不要放酱油、豆瓣酱等口味较重的调料，以免抢味。这道菜看起来清爽，吃起来也爽口，很适合夏季食用。

不过，由于丝瓜中有黏液物质，做好的丝瓜一般较滑，而老人喉腔扩张能力减弱，容易呛住，吃的时候要小心，最好在吃丝瓜前将其切成小块，并经过充分咀嚼后再下咽。而且，老人吃丝瓜要适量，吃多了会出现腹泻，本来就体虚内寒的人就更要少吃或不吃了。

薄荷透心凉

王璐 | 公共卫生学硕士、国家二级公共营养师

气温高容易让人内心烦热，这时候不妨吃点薄荷。端午前后是薄荷生长正繁盛的时候，其气味清香、口感清凉，能给你带来丝丝清凉。

喝冷饮、吃冰淇淋、吹空调，这些解暑方式容易引发肠胃不适或"空调病"，尤其是肠胃不好的人，更要注意。而相比之下，薄荷带来的"凉意"非常温和，不会伤害身体。

薄荷最大的特点就是那股清凉的口感，而其中的薄荷醇则是产生清凉感的关键物质。它会将"冷"的信号传导给大脑皮层温度感觉中枢，从而让我们感觉到清凉。但薄荷醇并没有真正降低温度，只是带来感官上非常温和的"清凉感"。

薄荷浓烈的辛香气味来源于其中大量的挥发油，挥发油中含有薄荷醇、薄荷酮、薄荷脑、薄荷酯等成分，这些成分不仅让薄荷拥有迷人的香味，还具有抗病毒、杀菌、舒缓神经、帮助睡眠等作用。

因此，对于肠胃虚寒、经常痛经的女性来说，夏天的午后沏一杯薄荷茶，能让你感觉凉快不少。但别以为薄荷只能泡茶，身为唇形科植物的薄荷也是中西餐大厨的座上客，尤其和肉类搭配，能给荤食带来清新的感觉。

在这里给大家推荐一种简单易学的薄荷美食：薄荷鸡蛋饼，将鸡蛋打散，与清水一同和面，将新鲜薄荷叶剪碎加入面糊中，平底锅中放少量油，将面糊摊成薄饼，两面煎熟即可。清新的薄荷叶不仅是调味品，也能为薄饼带来一抹绿色，当主食和小吃都很不错。

煮杯薄荷牛奶也不错，将牛奶加热到快要沸腾的时候，加入整片的薄荷叶，煮沸一分钟后关火晾凉，温热的牛奶中夹杂着薄荷的清凉，口感丰富而独特，夏天可以尝试一下。

吃黄瓜最好先削皮

李广萍｜国家高级食品检验员

夏天生吃的果蔬比较多，但要注意清洗问题。对于黄瓜等蔬菜，我建议最好削皮吃。首先要澄清一点，按照目前国家的相关规定，不允许在直接入口的果蔬当中使用高毒农药，而平时常用的有机磷农药、氨基甲酸酯农药残留期较短，分解快，毒性低。而且，蔬菜采收前一周左右不允许使用任何农药，部分残留农药在运输途中、清洗烹调过程中会降解或去除。因此，对于果蔬农药的残留，平时不必过度忧虑。

而对于黄瓜、萝卜、苦瓜等能去皮的蔬菜，建议尽量去皮吃。相关单位会定期对市场上常见的蔬菜的农药残留进行测试，绝大部分都在合格范围内，而根据以往的筛查，黄瓜、豇豆、圆白菜等农残偶尔略偏高，其中黄瓜出现的频率较高。但筛查检测的都是未清洗的黄瓜皮，清水冲洗后基本都在合格范围内，不必太担心。

我曾在实验室做过果蔬清除农残的实验，发现用食用纯碱的水溶液清洗果蔬，去除农残的效果相对较好，其次是浸泡水洗，而用盐水、食用醋、淘米水清洗，农残都有减少，但它们的效果基本差不多。其实，黄瓜的农药残留大部分在黄瓜皮中，所以去皮是减少农药列留最好的方法。因此，最好把皮削掉吃，尤其是直接生吃的时候。还可取少量的食用纯碱稀释成水溶液，将黄瓜浸泡清洗5分钟，能去除皮中的大部分农药残留；此外，用"毛刷"（刷菜专用的）刷洗黄瓜、苦瓜等效果也很好。

清洗果蔬，我的建议是能去皮的去皮，譬如黄瓜、苦瓜等；能焯水的焯水，很多农药不耐受高温，温度高会挥发分解，对豇豆来说，其他洗涤方法都不如焯水有效；圆白菜在很多蔬菜中农药残留量是偏高的，最好掰开层层叶子清洗。此外，提醒大家，别迷信网络上的"农残洗涤剂"，效果不一定好，可以偶尔用一下，用后多次清洗，以免带入其他的化学物质。

以上是个人在实验室重复实验得出的结果，不代表科研数据，仅供大家参考。

🌿 黄瓜拍着吃更清爽

王桂真｜国家一级公共营养师

黄瓜直接生吃或做成拍黄瓜，吃到嘴里感觉水分较多。而黄瓜切片后，无论拌着吃或炒着吃，就没那么清爽了。

黄瓜的细胞中有较大的液泡，液泡中含有大量水分。黄瓜直接整个生吃的时候，水分都进入到我们的口腔中，感觉水分比较多。而把黄瓜切片后拌着吃，往往就感觉不到很多水分。这是因为，在黄瓜切片时，不少人追求越薄越好，很多细胞被破坏，液泡中的水分流失严重。而且，这个过程中损失掉的不仅是水分，水溶性的维生素也减少。有研究发现，切片的黄瓜在放置 30 分钟后，黄瓜中的维生素 C 就几乎损失殆尽。

因此，黄瓜最能保留其营养成分和水分的吃法是直接生吃，而如果想吃凉拌黄瓜，可用刀拍的方式，减少水分和营养的流失。

🌿 茄子还是夏天的好

胡陵｜中国营养学会会员、国家三级公共营养师

茄子一年四季都能买得到，但对北方人来说，还是夏天的茄子最好，吃着最安全，价格也最便宜，而且品质最佳。

茄子被营养学家赞许的不是维生素含量，而是其中丰富的生物类黄酮，也被称为维

生素 P。食品营养专家范志红老师在对茄子的营养分析中提到，类黄酮主要存在于果蔬中，属于天然保健成分。茄子中的主要类黄酮成分是芸香苷，也称为芦丁。每 100 克茄子中约含类黄酮物质 700 毫克，能够增强人体细胞黏着力，增强毛细血管的弹性，降低其脆性和渗透性，还具有强大的抗氧化能力。

我一般喜欢买那种"牛心茄"，这种茄子外表看起来个头均匀、色泽黑亮，而"内在"则肉嫩籽少、水分适中。由于茄子皮中富含花青素，我一般都是带皮烹饪，虽然做出来的菜模样黑了点，能极大保留其营养。

很多专家认为，常吃茄子对预防高血压、冠心病和动脉硬化等有一定益处。而且，维生素 C 与类黄酮一起食用时具有协同作用，类黄酮可防止维生素 C 被氧化破坏，维生素 C 则可促进类黄酮发挥作用。但维生素 C 很怕热，烧茄子时极易将其破坏，因此不推荐常烧茄子吃。

提示：想让茄子好吃又不油腻，这里推荐一道芒果烧茄子。芒果和茄子切成寸段，油烧热后下一个八角及葱、姜、蒜，加黄豆酱爆香后放肉丝，加少量酱油煸香，放入茄子翻炒，快熟时下芒果，稍加翻炒即可，茄香拌着果香，好吃又好看。

小暑大暑吃绿豆

张敏｜国家二级公共营养师

老百姓常说，"小暑大暑，上蒸下煮"。小暑节气刚过，盛夏已经来临，马上又要迎来大暑节气，饮食要适当调整，餐桌上建议适当多些绿豆或绿豆芽。

夏天出汗多，钾、钠等维持体内电解质平衡的矿物质容易随汗液排出，用绿豆煮汤来补充是最理想的方法。喝绿豆汤不仅能补充水分，还能及时补充矿物质，对维持水液电解质平衡有帮助。此外，建议餐桌上加盘绿豆芽。

绿豆通常不含维生素 C，但发芽后，维生素 C 含量就会升高很多，尤其是发芽 4～7 天的绿豆，在发芽过程中维生素 C 会增加很多，而且部分蛋白质也会分解为各种人体所需的氨基酸，可达到绿豆含量的 7 倍，营养价值比绿豆有所提升。绿豆芽中还含有丰富的烟酸、维生素 B_2、维生素 B_1 以及 β- 胡萝卜素。绿豆芽中含有的维生素 B_2，可用来缓解口腔溃疡。而且，绿豆芽还富含膳食纤维，是便秘患者的健康蔬菜。

我家夏天餐桌上经常会出现绿豆芽。用热锅快炒的方式烹调绿豆芽，这样绿豆芽中的维生素 C 被破坏较少，要注意同时加一点醋，既能"保护"其中的维生素 C 和 B 族维生素少被破坏，又能提味，吃起来口感好。当然，焯水后凉拌更爽口、更健康，有时候我会搭配菠菜和面筋一起凉拌，既起到营养互补的作用，还能提高菜品的色彩，家人吃起来也更有食欲。

相关阅读

天热要多吃各种豆

营养与食品卫生学硕士李园园：夏天要注意适当多吃一些富含钾的食物，以补充因出汗等丢失的钾。钾最好的食物来源是蔬菜，尤其是绿色叶菜、菌藻类和薯类，其次便是豆类和一些水果。而豆类的钾含量是非常丰富的，平均每 100 克豆类中含钾量 600 ~ 800 毫克，其中黄豆、黑豆、红豆等的含钾量高达 800 毫克以上。夏天吃点绿豆汤、豆浆、红豆饭等都很不错。

此外，一些含钾丰富的蔬菜水果也可以吃，譬如 1 个中等大小的土豆含有将近 1 克钾，1 根香蕉大约含有 400 毫克钾。

碧绿的绿豆汤更好

李伟｜注册药剂师、国家二级公共营养师

刚熬好的绿豆汤一般是碧绿色，有时也有呈红色的，而碧绿的绿豆汤解暑效果更好。

绿豆起解暑作用的主要是绿豆皮中的多酚类抗氧化物质，所以，熬煮解暑的绿豆汤需要保持多酚类物质的活性。

当绿豆汤变红后，意味着从绿豆表皮部分溶出的多酚类物质被空气氧化，多酚类物质减少，解暑效果也就没那么好了。经过抗氧化性质测定发现，绿豆汤清除自由基的能力和绿豆汤的颜色关系很大。颜色碧绿的绿豆汤，效果要好得多，变色的绿豆汤就明显要差一些。

煮绿豆汤要多注意细节，绿豆和水的比例以 1：10 为佳，煮汤时将绿豆淘净，加入放了凉水的锅中，用大火煮 10 分钟左右即可，此时豆汤颜色为碧绿色，溶出的物质主要是豆皮中的活性成分，而且氧化程度最低，清热能力最强。

想要保持绿豆汤的碧绿，最好使用纯净水，如果没有，也可挤点柠檬汁，防止氧化变色。如果有条件，熬煮绿豆汤的锅最好选砂锅，煮的时候盖上盖子，快煮快喝，一定不要加碱，因为绿豆中的类黄酮抗氧化成分也会因为加入碱而损失，使汤色转为黄色。如果希望把绿豆汤煮得黏一些，可以考虑加入少量燕麦片或糯米来"增稠"。另外，蜂蜜和糖最好也不要加。

绿豆汤喝剩下的绿豆也不要扔掉，可以再加沸水继续煮制，煮成绿豆沙，或者加米煮成绿豆粥。对于四肢发凉、腹胀、腹泻等体质虚弱的人来说，绿豆粥比绿豆汤更合适。民间还有"吃中药避免吃绿豆，以免解药"的说法，但其实并不能一概而论，在服用黄连、板蓝根、牛黄等清热类中药时，可与绿豆同服，能起到相辅相成的作用。但是在服用人参、黄芪等温补类药物及桂枝、干姜等温经散寒类中药时，应尽量避免食用绿豆。

即使是再炎热的夏天，想解暑也不能天天把绿豆汤当水喝，一周喝 2～3 次即可。

🌿 吃小龙虾要去头剥皮

王志强｜国家特级烹调技师

有些人不敢吃小龙虾，或是怕有"激素"，或是认为小龙虾平时生活在臭水沟里、很脏。事实上，这两种说法都没有科学依据。夏天正是吃小龙虾的时候，只要小龙虾的来源正规，烹饪方法得当，也不妨适量吃些。

市场上销售的小龙虾大部分是在湖泊、稻田里人工养殖的，只要养殖水域没被污染，小龙虾的品质是有保证的。小龙虾属于杂食动物，生长速度快、适应能力强，能在重金属污染的水域存活，研究分析，这可能是因为小龙虾能把重金属转移到虾壳上，通过蜕皮去除部分重金属。

2008 年，安徽大学的科研人员对合肥附近的小龙虾进行调查，结果发现，小龙虾中的重金属（汞、铜、铅、镉）主要富集在虾头，而内脏、虾壳及肌肉中则很少，且均未超标。因此，吃小龙虾的时候，最好去头剥皮，只吃虾肉，这样可以尽量降低食品安全风险。

自己做小龙虾吃，或在夜市吃麻辣小龙虾时要注意：正规渠道养殖的健康小龙虾个头均匀，头和身几乎各占一半，颜色红亮，腹毛和爪毛干净、腹白；而如果大小不匀，脑袋大、身子小，颜色褐红或铁红、关节处较脏的要注意。同样的季节，人工养殖的小龙虾要大一些，肉质比较饱满；而野生的个头小，头部比身体大一倍，壳厚肉少。

此外，在餐馆吃做好的小龙虾时，如果虾的尾巴是直的，则是死虾，千万不要吃；如果是弯曲的，就是活虾，可以吃。

🌿 夏天吃肉，越吃越热

李健｜中级临床营养师

夏天温度高，消化系统容易感觉不适，应多吃蔬果，控制鱼、肉的摄入量。此外，不妨多吃点豆饭，补充些微量元素。

夏天不宜吃太多肉类食品，会让你越吃越热。

与碳水化合物的代谢不同，蛋白质所含能量的 30% 会变成热量从体表发散出来，因此，如果肉吃得太多，蛋白质摄入过多，夏天会让人感觉更加燥热难受。还是建议大家适当多吃些新鲜果蔬及豆类食品，一方面可以给身体供给丰富的维生素、矿物质等微量元素；另一方面能减轻代谢的负担，身体也会感觉"凉爽"些。

提示：夏季饮食，要少吃肉，多吃新鲜蔬菜，适当加点豆汤、豆饭，补充钾等微量元素。

市售酸梅汤不宜多喝

李健｜中级临床营养师

酸梅汤是夏天最受欢迎的饮品了，再加上其具有"消暑、解油腻、减重降脂"等作用，有些人几乎每天一瓶。但提醒大家，酸梅汤不宜多喝，尤其是瓶装产品。

酸梅汤是北京的一种传统的消暑饮品，以前都是自己买点乌梅和山楂，然后加糖煮成水，放凉后当解暑饮品喝。这种自制酸梅汤确实有一定的解暑作用。

首先可以为身体补充大量水分；其次，乌梅是蔷薇科植物梅的干燥近成熟果实，富含有机酸，可促进唾液腺及胃酸的分泌，而中医上著名的食疗方"乌梅汤"就有消食和中、解暑化湿的作用。

现在市面上有各种各样的瓶装或罐装酸梅汤，其配料主要有乌梅、山楂，有的还有橘皮、甘草、桂花等。有的产品中，乌梅成分的排位很靠后，说明其中乌梅成分并不是很多，因此，能发挥的消暑作用有限。

而且，因为乌梅的味道很酸，且稍微有点苦涩味，因此，商家为了让酸梅汤喝起来口感好，在制作饮料的过程中会加入大量糖，以市面上常见的瓶装酸梅汤来说，一瓶的糖含量在5克左右。偶尔喝喝无妨，但如果天天喝，解暑不成，反倒会让体重不断往上长。

夏天很多饭店会推荐自制的酸梅汤，尤其是吃麻辣火锅、川菜等辣味菜时，很多人也认为酸梅汤可以解辣。其实，酸梅汤只不过是让口腔的温度降低，使味觉的敏感度降低，并不能消除辣味素的作用。因此，千万别为了解辣而喝大量酸梅汤。

进入中伏天，天气越来越热，建议大家自己熬酸梅汤喝，自己熬的不仅比外面卖的健康，而且解暑作用更好。分享一下我做酸梅汤的经验，将乌梅（30克）、山楂干（50克）、陈皮（15克）和甘草（3克）洗净，先用清水泡几小时，然后连水一起倒入锅中，再加入足量水，用大火烧开，煮1个小时后倒出酸梅汤，再加水煮1个小时左右。将两次的汤水混合，滤除残渣。晾凉后放适量冰糖或桂花糖，放入冰箱冷藏，随饮随取。

🌿 夏天吃点"苦"

夏天已到，容易出现没劲、不想吃东西等现象，俗称"苦夏"。吃点苦味食物是预防苦夏的好办法。

❀ 熬点苦杏仁汤

谷传玲│国家二级公共营养师

夏天就该吃点汤汤水水，坚果也可入汤水，苦杏仁就是不错的选择。虽然它本身的毒性较大，一般做药用，但是只要吃对了，对身体同样有好处。

在临床上，因苦杏仁中含苦杏仁苷，它可在人体内产生氢氰酸，而微量氢氰酸能镇静呼吸中枢，从而可以镇咳平喘，因此用于治疗多种症状的咳喘；另外因其膳食纤维含量较高，常用于治疗肠燥便秘。

不过，要是食入苦杏仁苷过量，产生大量的氢氰酸就极可能出现中毒现象。而苦杏仁苷主要存在于皮和尖，所以食用前最好去皮、尖（胚芽）食用，并且多次浸泡，再加热煮。也可以和一些杂粮熬杂粮粥喝。另外，考虑到杏仁脂肪含量高，建议每天的食用量不超过10颗。

❀ 喝点苦丁茶

杨玉慧│国家二级公共营养师

夏天不仅要吃点"苦"，也应该喝点"苦"，苦丁茶就是不错的夏日茶饮选择，它同样也既是食物又是药物。

近代有研究发现，苦丁茶含有人体必需的多种氨基酸、维生素及锌、锰等微量元素，以及丰富的活性成分，如其中的熊果酸和香气成分可以健胃消食、帮助开胃；多酚类及儿茶素、黄酮类等抗氧化物质可以提高人体免疫力，对苦夏有较好的预防作用。

泡苦丁茶有一定的技巧，苦丁量要少，否则较重的苦味会让人难以接受，而且苦味食物性寒，再加上夏天生吃瓜果蔬菜多，脾胃本身容易受寒。所以，正常人每次喝苦丁茶两三片即可，即0.3 ~ 0.5克，沸水可冲10 ~ 12次。

另外，也可以和其他茶叶一起混合冲泡。很多地方的人在喝茶时，经常把苦丁茶当作一种茶中的调味品，加几片苦丁茶混着喝，口感更好。

❀ 蒸点苦菜卷

张敬 | 国家二级公共营养师

苦菜也叫苦苣菜，是苦味叶菜中的典型代表，苦味主要来自生物碱，有利于预防和控制血糖水平上升。另外，它还含有丰富的维生素 C、β- 胡萝卜素、B 族维生素、维生素 K、叶酸等。

大家平常最常吃苦菜的方法是焯水后凉拌，但这样貌似苦味还有点浓，我还有一种新吃法，那就是做蒸苦菜卷。

准备苦菜、苋菜（用来增色和中和苦味），洗净备用。买一些面皮，我一般选薄馄饨皮。苦菜和苋菜短时焯水后，放凉水里再次去苦味，几分钟后挤干水分、切碎，放入切好的葱、姜、蒜、橄榄油、盐和鸡精搅拌。之后就用面皮包卷成卷状，水开后上锅蒸 3 分钟即可。可以原味吃，或者调一些酸醋汁蘸着吃。还可以配杂粮粥或小米粥，营养又健康。

❀ 夏季上火吃什么

董峰 | 中国中医科学院针灸医院

有人嘴里长了口疮，我们就会告诉他，上火了，要多喝水，吃点败火的食物，少吃辛辣食物。

其实，"火"分实火与虚火两种，像夏季天气过热导致出汗多甚至中暑，或是遇到烦心事产生的一般都是实火，表现为面红目赤、口舌糜烂、尿黄、心烦易怒等；如果是劳累过度损耗心阴，阴虚阳亢所产生的心火，一般都是虚火，表现为心烦易怒、盗汗、睡眠不安等，调理起来也不一样。

　　虚火旺的人适宜多吃百合和桑葚。百合味甘微苦、性微寒，既能清热又能润燥，用鲜百合加冰糖一起煮食，对泄掉心的虚火效果特别好。而桑葚味甘酸、性寒，有滋阴补血的功效，对于阴虚内热引起的失眠、心悸有很好的作用，吃的时候可以直接生食，或者是用50克水煎服都行。

　　而实火旺的人要多吃点"苦"，苦味食品具有清暑、退热、除烦提神、健胃等功用，有心火时适当吃一些苦味食品，不仅能缓解由疲劳和烦闷带来的不良情绪、恢复精力，而且还可解暑去热、刺激胃液分泌、增加食欲。

　　清热解毒的最佳苦味食物是苦瓜，不管是凉拌，还是煲汤，都有很好的降火作用。苦瓜的苦味入心，其含有的苦瓜素具有类似胰岛素一样的作用，因此，糖尿病患者吃苦瓜是最好的。

　　可以用苦瓜100克，焯水加调料凉拌吃，这样就可以去心火、除邪热、解劳乏，在夏天经常吃，对身体很好。

　　穿心莲不但治心火，也有消炎的作用。有了慢性咽炎、扁桃体炎、泌尿系统感染这些和热有关系的疾病，都可以吃一些穿心莲。吃的时候，新鲜的穿心莲一般用30克就可以了，不用再多，而干的穿心莲一般用10克就足够了。

　　心火旺同时又喜欢吃肉的朋友，可以用荸荠10颗加兔肉300克，炖了做汤吃。兔肉味甘性凉，有解热毒、凉血、通便的作用；荸荠味甘性微寒，有清热、解渴、化痰的作用。此汤在满足口感的同时，又可消除心烦口渴、咽喉肿痛、口舌生疮等心火旺盛的症状，每周喝1~2次即可。

　　有的人不太喜欢苦味食物的口感，喜欢将这些蔬果榨汁以后食用。而我不太推荐榨蔬果汁，除了牙口不好的小孩子和老年人，大家最好不要喝太多的蔬果榨汁。一来榨汁后口感并不十分好，还破坏了很多对人体很重要的营养成分；再一个就是打汁后人体特别容易吸收，饱腹感比较差，也容易升高血糖。所以对于新鲜的水果蔬菜，特别是水果，能生吃的尽量生吃，还是不要榨汁为好。

　　此外，需要注意的是，降火药不能随便吃，特别是虚火，只能滋阴，不能降火。若见火就用三黄片之类降火，有时不仅不奏效，反而会加重身体的症状。

❀ 伏天三道解暑汤

三伏天，饮食解暑是难题，营养师自家的三道解暑汤，推荐做给家人和朋友尝尝。

❋ 菊叶蛋汤可清补

汪燕｜江苏省中医院营养科营养师

夏天贪凉食易伤脾胃，而必要的"清补"既能防暑、生津，又能保护肠胃，菊叶蛋汤就是"清补"的不错选择。

夏季适当吃"苦"可消暑，菊叶属苦味野菜，正适合夏天吃。黄色的蛋汤和碧绿的菊叶相配，看上去就不错。

菊叶和鸭蛋都是偏凉性的食材，本身就有一定消暑作用，而且菊叶有丰富的维生素和矿物质，鸭蛋有优质蛋白，相互搭配，营养更好。

菊叶蛋汤制作简单。将菊叶放入开水锅中，等水再次翻滚时加入打好的鸭蛋液，形成蛋花后再煮一分钟即可。出锅时，还可以加少量橄榄油和少量盐调味，吃得更健康。

❋ 三豆汤补营养

王玉梅｜清华大学第一附属医院营养科主任

夏季适宜食用一些利尿解暑、清热解毒的食材来维持正常的新陈代谢。

民间有说法，"夏季吃豆胜过吃肉"，虽有些夸张，却也有一定道理，夏天很多地方有暑湿，胃口不好，而大多数豆类都具有健脾祛湿的作用。

夏天吃豆，我为大家推荐三豆汤（赤小豆、绿豆和黑豆）。绿豆是夏季清热解暑的常用食材；夏季食用赤豆能够消除水肿，并可利尿；至于黑豆，虽没有解暑功能，但黑豆的营养价值要高于绿豆和赤豆，可用来均衡营养。

煮三豆汤前，先将豆子泡几个小时，然后用小火慢熬至三种豆煮烂，三豆汤就做好了。

❀ 玉米须水最实惠

王晶｜解放军第309医院营养科营养师

玉米须水非常适合在夏天饮用，除了清热解毒、利尿祛湿之外，还有降血压、血脂、血糖等功效，尤其适合三高人群。

相对于其他解暑汤，玉米须水成本很低，最简单的做法无疑就是煮玉米时连须洗净一起煮，煮到玉米熟，剩下的水就可以喝了。

也可将煮好的玉米须水加其他食材一起饮用。如与野菊花、决明子等泡茶，长期喝清热解毒又明目；加冬瓜皮熬煮，经常喝有利尿、祛湿的作用；同样，可搭配山楂、冰糖等一起泡着茶喝，不但口感不错，还具有很好的解暑功能，大家在家不妨多尝试尝试。

❧ 夏季试试这些开胃方

❀ 粥放凉了加"料"喝

钱多多｜国家高级公共营养师

夏天，嘴巴不喜欢干巴巴的食物，就爱喝汤汤水水，即便是选择主食，也是一样，有粥就不喜欢米饭。

适合夏天喝的粥有很多，如小米绿豆粥、各种杂粮粥、红豆薏仁粥、荷叶粥等。

如果觉得刚熬出锅的粥太热，不想喝，可以等其放凉了，再加点"料"喝。可以放点应季的桃、杏等果肉，酸酸甜甜的口感，虽然没有冷饮那般冰爽，但这样的饮品口感更清爽，喝下去也更解暑。

夏天出汗多，需要多为身体补充水分，白水没有味道，挑剔的嘴巴不愿意喝，不妨弄点稀粥汤当水喝，也能保证每一天多喝点水。

有了主食，再配点清爽的菜，比如凉拌西红柿、清爽大拌菜、冬瓜虾仁汤、清蒸鱼、蒜泥茄子等菜品，既美味又营养。这些食物味道都比较清淡，搭配也比较合理，有干有湿，有硬有软，有粗有细，吃下去清清爽爽，能增强我们的食欲。

✿ 拌小菜加橄榄菜

赵英敏｜国家二级公共营养师

食欲不好，试着做点开胃菜吃。想开胃，可以吃一些酸味的食物，比如吃几口山楂糕，或者吃菜适当多加点醋，也能起到一定的开胃作用。我还有一个方法就是加点香味，这里给大家推荐一款开胃小菜——凉拌橄榄菜白菜丝。

超市里的橄榄菜，一般都放到调味品货柜的地方，平日里，吃法和榨菜差不多，买来用馒头或者面包片蘸着吃，偶尔还可以用来拌凉菜。

这段时间白菜也不贵，吃完了外边的大叶子，里边的白菜心比较嫩，口感也特别好。

没有食欲，想吃凉拌菜的时候，可以用橄榄菜和白菜的嫩心，拌一盘简单的小菜，都是现成的食材，做起来非常方便。

将大白菜心切丝，洗干净，略微晾干一些水分。然后拌入橄榄菜，就可以食用了，口味咸淡全靠橄榄菜的多少来调节。不过，我建议大家，在开吃时再拌入橄榄菜，要是拌早了，大白菜丝会出水，而且吃起来也没那么爽脆了。

✿ 烹饪常换换口味

刘丽蕊｜国家二级公共营养师

经常吃一种口味的食物，难免会厌倦，一旦内心有了反感，对食物也就没有了欲望，可以试着换换口味吃。

有时候，几个老朋友在外聚餐，每次聚会都会选择在同一个餐馆，拘泥于几种固定的菜肴。

或者在家自己炒菜时，总不知道吃什么，原因就在于很长一段时间里，总吃一种口味的菜，没有新鲜感，食欲自然提不起来，变换一下做法就会好点；尤其是对孩子来说，更喜欢吃点不一样的，花样多了，对食物也就有了兴趣。

比如，同样是茄子，炒青椒是一个味道，和西红柿一起炒则是另外一种味道，蒸茄子蘸蒜醋汁，又是其他味道，各不相同。

还要注意各种搭配，夏季蔬菜种类多，很容易实现颜色搭配，红色的西红柿、绿色的黄瓜、橙色的胡萝卜等，随便一炒一拌就是一道美丽的"风景"。

因此，不管是在外就餐，还是在家自己做饭，试着经常换一换口味和烹饪方式，自然能勾起我们的食欲。

夏天多给孩子吃富锌食品

王璐｜公共卫生学硕士、国家二级公共营养师

孩子挑食偏食本身就易导致缺锌，而夏季天气炎热，孩子的活动量大，喝水多，随着尿液和汗液排出的锌也增多，因此，更易导致缺锌，家长们要注意给孩子补锌。

锌是体内近百种酶的催化剂，对孩子的生长发育、智力发育都有重要作用。儿童生长发育迅速，对锌的需求量较大。

夏季天气炎热，孩子的活动量大，喝水多、排尿多、出汗也较多，每24小时尿中可排泄0.5毫克锌，而通过汗液也会排出一些锌，因此，偏食挑食的孩子更易缺锌。此外，有些孩子因为疾病导致病理性出汗或腹泻，也会造成锌吸收不良。

不同年龄段的孩子对锌的需求量不同。科学补锌，婴儿靠母乳，孩子接受辅食并逐渐能吃主食后可采用海产品做的粥或其他肉粥补充，也可在医生指导下使用锌制剂。而在食物补锌方面，锌含量最高的是贝类等海产品，其次是红肉类、动物内脏；坚果中核桃的锌含量也较高；某些蔬菜中锌含量也不错（如香菇），但利用率低。建议补锌还是要靠海产品等动物性食物。

提示：可以给孩子做海鲜鸡蛋羹。虾米切碎；花蛤洗净，用开水烫使之打开，并捣碎；鸡蛋打碎加少许盐，放入虾米和花蛤，温水搅匀，放入葱花，大火蒸至羹状即可，味道鲜美，营养也好。

阳虚者夏天更要盖好被

王晋平｜甘肃省人民医院中西医结合风湿免疫科主任医师

很多人到了夏天嫌天气热，披个毛巾或者不盖被子就睡觉，其实夏天睡觉更要注意保暖，尤其是阳虚患者，夏天睡觉尤其要盖好被子。

阳虚者阳气不足，体内温度不够，阴气就会上升，从而怕凉畏冷。如果夏天到了晚上特别怕冷，则有可能是阳虚的表现。肾阳虚，则腰膝酸软，小便不利；脾肾阳虚常会患泄泻、水肿、鼓胀、肾风，以及现在常见的慢性肠胃炎、慢性肾炎、慢性肾功能衰竭等疾病。此类人晚上特别要注意盖好被子防寒，一般人盖被子也要盖好腹部，保护好胃，脚也盖着。不过要注意被子不要太厚，最好是透气好的空调被。

除此之外，颈部也需要注意防寒。从中医理论来看，脖子受冷风吹袭，风寒入侵，易导致颈部气血不通。正所谓"不通则痛"，颈部肌肉受到冷刺激后，局部肌肉会保护性收缩，容易使颈张力增高，导致颈椎间隙变窄，神经、血管受到压迫，从而增加了颈椎病发病的危险。夏天睡觉时，要注意空调不要直吹颈部。

中医治夏季皮肤损伤

刘志友｜《健康时报》记者

夏季强烈的阳光会带来美的遗憾，山西省中医院皮肤科陈战医生提醒，炎炎夏日中光线性皮肤病较常见，主要有日晒伤、光感性皮炎、多型性日光疹。若被晒伤，需内外合治，疾病初期可采取下述中医外治法处理。

日晒伤：要做好防晒措施

日晒伤又称日光性皮炎，为强烈日光照射后引起的急性皮肤炎症，是由于中波紫外线过度照射，在皮肤上发生的急性光毒性反应导致。日晒伤多见于春末夏初，妇女和儿童易发。中医称此病为日晒疮，发生日晒伤后，轻者可自己采取如下方法处理。

仅有红斑无水疱者，或有细小水疱未破溃者，可用蒲公英 30 克、野菊花 20 克或生地榆、马齿苋各 30 克煎汤，冷后湿敷，每次 30 分钟，每日 3 ~ 4 次。每日 1 剂，用到症状减轻或痊愈。

若红肿明显，且水疱大、破溃，可用等份的黄柏、青黛研细末，用香油调成糊状涂患处，每日 2 次。

日晒伤严重者，尤其是伴有恶心、呕吐、心悸等全身症状者，不要擅自处理，要及时到医院就诊。诱发色素沉着、白癜风等的患者也应立即到医院就诊。

❁ 光感性皮炎：警惕光感性物质

光感性皮炎是由光感性物质引起的皮炎。本病由内服或皮肤接触光感性物质，然后经日晒而发生。内服的光感性食物有泥螺、灰菜、紫云英、小白菜、苋菜、荠菜、萝卜叶等；外用的光感性物质有某些化妆品、油彩、染料、沥青、荧光增白剂等。

光感性皮炎患者在皮肤的暴露部位可出现程度不等的红斑、丘疹、水疱等，严重者有全身症状如发热、头晕、恶心、呕吐、腹泻，甚或谵语、昏迷等。特别要提醒大家注意的是某些化妆品也会引起光感性皮炎。化妆品中的光感性物质往往是其中的香料、防晒剂。

含光感性物质的化妆品，可能冬天使用时无问题，而春末、夏季、初秋阳光强烈时却发生反应。若夏日在同一暴露部位发生红斑、丘疹、色素沉着等皮损，要怀疑是化妆品所致。

光感性皮炎轻者，以皮肤症状为主者，可参照前文日晒伤处理；重者，尤其是有严重全身症状者，要及时去医院就诊。

❁ 多形性日光疹：与遗传相关

多形性日光疹为反复发作的光感性慢性皮肤炎症。发病与季节有明显关系，春夏症状加重，秋冬自行减轻或消退，来年又可复发。青年女性易发，与遗传因素有关。

多形性日光疹也在中医日晒疮范围。故对于本病的外部处理，可采取日晒疮的办法。无水肿、水疱、痒甚者可内服消风丸，每次 9 克，每日 2 次，兼有便秘者服防风通圣丸；有水疱或糜烂、痂皮等，可服龙胆泻肝丸，每次 6 克，每日 3 次。该病易复发，治疗有一定困难。经以上处理收效不大者，有必要上医院就诊。

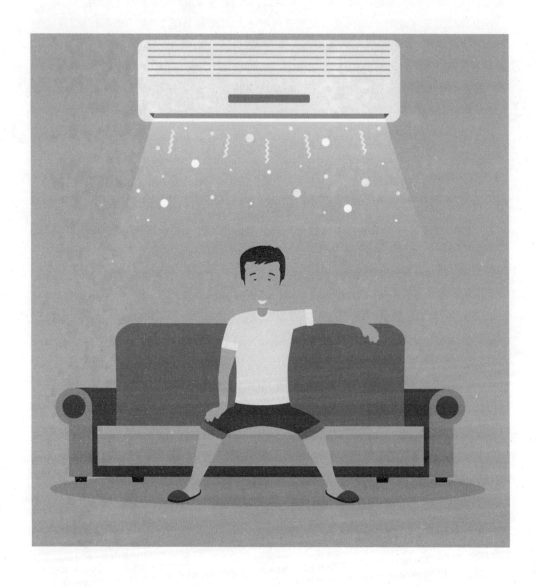

入三伏后莫贪凉

王文明 | 北京天坛医院中医科主治医师

"三伏"是初伏、中伏和末伏的合称，"伏"为阴气受阳气所迫藏伏地下之意，这段时间是阳气最旺盛的时候。中医理论十分重视伏天养生，入三伏后莫要贪凉。

饮食少吃凉

传统中医认为，一年四季之中，最能把身体的寒气排出来的机会就是三伏天，所以说这个时候最好不要吃凉，否则就容易让更多寒气进入，原有的寒气又排不出来。伏天出汗较多，应注意补水，多喝热水。可用莲子心、竹叶、藿香、佩兰这类具有清心火、利小便、化湿气功能的草药泡水代茶饮。夏季饮食应以清淡为宜，除保证足够能量之外，可适量摄入具有滋养作用的凉性或平性的肉类，如鸭肉、鸡肉、猪瘦肉。

同时要多运动，但切记运动后不可立即饮用冰镇饮料，防止损伤脾胃阳气；也不能运动后立即洗冷水浴，易造成毛孔突然关闭，汗出不透，或邪气从毛孔侵入身体，引起感冒等疾病。

冷气别久吹

三伏时节湿气、暑热之气较重，应预防中暑及外感暑湿之邪，在预防高温的同时应注意补充水分及电解质，切记不可贪凉，以免伤阳气、损脾胃、助湿气。在伏天也要注意"空调病"，吹空调、吹电扇、阴凉处乘凉都是防暑降温的好方法，但夏天人体毛孔敞开，邪气易乘虚而入，因此在使用各种降温方法时，不宜温度过低、时间过长。

吃三文鱼要注意什么

夏天正是吃海鲜的时候，三文鱼因其细嫩的口感在夏季也很受欢迎，那是该生吃还是熟吃？听听她们怎么说。

生食有风险

王璐｜公共卫生学硕士

生吃三文鱼要考虑最多的安全问题就是寄生虫。

三文鱼上市售卖之前，都会有一个"除虫"步骤。美国食品药品管理局也不赞成公众直接生食三文鱼，至少要将其加热到 63℃ 以上，以免感染寄生虫。即便选择冷冻预处理过的三文鱼，可能冻死了"除虫"步骤漏网的寄生虫，却难免因为运输、售卖过程的非标准化操作而发生微生物的污染。三文鱼中丰富的蛋白质为微生物提供了滋生的温床。

此外，一次性进食大量生三文鱼，会使其他食物中的维生素 B_1 被生三文鱼中的硫胺素酶破坏，对于目前中国人维生素 B_1 普遍缺乏的现状来说，并不是好事。

加热五分熟

臧全宜｜国家一级公共营养师

如果你不能接受生吃三文鱼，或不能完全保证三文鱼安全，可选择将其加热到五分熟。我国市面上将近 95% 的三文鱼都来自于北欧大西洋的挪威，那里的海域清澈无污染，气候寒冷，出产的三文鱼安全且 ω-3 多不饱和脂肪酸含量较高。为了保留其中的 ω-3 多不饱和脂肪酸，烹调时最好烹至五成熟即可食用。

要保持三文鱼的鲜度，我为大家推荐两种做法：一种是涮食，在大约 70℃ 左右的汤中，将切好的薄三文鱼片入汤涮一下即食；另一种是微煎，将三文鱼切近一厘米左右的厚片，少油煎至两面微微发黄，使中间的肉质半熟断生，还可保留一定的 ω-3 多不饱和脂肪酸。

✿ 三文鱼沙拉

李纯静｜国家二级公共营养师

如果能保证三文鱼是安全的，吃的时候配点其他食材做三文鱼沙拉，就更可口、健康。

土豆洗净去皮，切成小丁，与青豆一起用水煮熟捞出，沥干水分。牛油果果肉和鲜三文鱼切丁备用。取蛋黄放入碗里，加适量白糖，用打蛋器打发到蛋黄体积膨胀，颜色变浅，呈浓稠状；加入少许油，用打蛋器搅打，使油和蛋黄完全融合，重复一两次；然后加入柠檬汁，继续搅拌至整个酱汁浓稠，蛋黄酱就做好了。把所有的原料放入大碗里，加入蛋黄酱、黑胡椒、少许盐，搅拌均匀，最后撒上香菜末混匀即可。

软绵的牛油果与新鲜的三文鱼搭配自制的蛋黄酱，真是美味的享受。

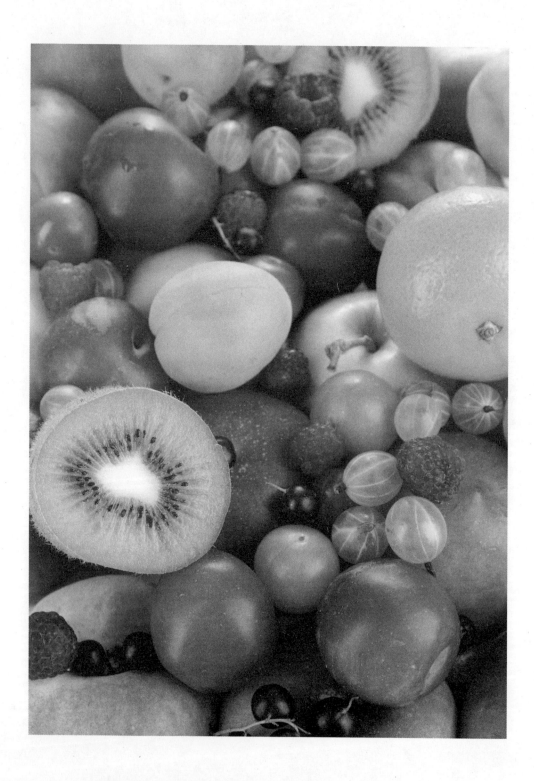

第3章

秋季养生细节，
收获金秋祝福

　　秋季是一年中的第三个季节，通常指农历的七月、八月、九月这三个月，包括立秋、处暑、白露、秋分、寒露、霜降等六个节气。立秋之后，气温逐渐降低，空气也变得相对干燥。好在秋天水果种类非常丰富，可以适当地多吃点应季的水果来滋养身体。此外，秋季养生还应该注意防便秘、清胃火、治秋燥，本章针对这些问题也提供了一些简单又实用的食疗方法。总之，要注意秋季生活中的各种小细节，维护好身心健康，才能愉快地享受秋季的美好时光。

❧ 秋季护肤水果

李园园 | 国家二级公共营养师

每到秋天，皮肤干燥等问题是最恼人的。其实，饮食对皮肤影响很大，适当多吃果蔬，尤其是一些"护肤"水果，为身体提供水分、膳食纤维和抗氧化成分，对皮肤健康有利。

❀ 蓝莓

别看一颗颗的蓝莓个头小，实际却是美容护肤的营养宝库。蓝莓中花青素含量非常丰富，这也是其呈现深蓝色的原因所在。花青素的抗氧化能力是维生素 C 的几十倍，有利于维持肌肤健康，防止斑点和暗沉。

蓝莓表面上白色的东西是什么？其实，这是一层天然蜡衣，起到保护蓝莓的作用，对人体没有任何害处，洗干净就可以带皮放心食用。

❀ 奇异果

奇异果是营养素含量最高的水果之一，维生素 C 含量仅次于鲜枣，位居常见水果中的亚军。维生素 C 能帮助清除体内不断产生的自由基，延缓皮肤衰老，还可以促进胶原蛋白形成，帮助皮肤保持自然弹性。

奇异果还有一个与众不同之处：叶绿素含量高。叶绿素也是抗氧化高手，不仅能保护心脑血管健康，对保持肌肤年轻态也有益。

❀ 圣女果

圣女果中最有效的成分莫过于番茄红素，有强大的抗氧化和提高免疫力的作用，而且抗氧化能力比蓝莓中引以为豪的花青素还高。

圣女果一年四季都有，因含糖量比大番茄高，当水果吃正好。

提示： 皮肤健康与整体饮食密切相关，上述水果因其营养特性，对皮肤健康有利，可适当多吃，但不能仅靠几种水果就能完全解决问题；还要添加粗粮、豆薯，摄入膳食纤维，保持肠道通畅；多饮水，少吃油炸、甜食等。

秋天最好吃的水果

水果和蔬菜尽量吃应季的，而秋天最好吃的水果推荐两种：滑软多汁的玫瑰香葡萄、有浓郁酒香的南果梨。

第一波南果梨上市

刘赟｜国家二级公共营养师

南果梨的名字很洋气，充满热带的感觉，事实上它出产于辽宁南部，只有鸡蛋大小，看起来不起眼，皮厚硬，但味道极为甜美，果肉多汁，有浓郁酒香，素有"梨中之王"的美称。每年的 9 月初是南果梨的采摘期。

南果梨营养成分丰富，除含多种维生素和矿物质元素如钾、钙、铁、锌外，更出色的是它还含有 17 种氨基酸，其中含人体所必需的 7 种氨基酸，且必需氨基酸的含量占总氨基酸的 60% 左右。成熟的南果梨果皮中还富含花色素苷，花色素苷不仅使果实色彩诱人，还具有抗氧化功能，并对防治心血管疾病起到一定的作用。

挑选南果梨时，首先看外观。选择"一虎二"或者"一虎三"，简单说就是在食指和拇指指尖相连处加入两根或三根手指粗细的大小，这样个头的南果梨大小适中，养分充足且品质最佳。要注意选择表面毛孔偏小的南果梨，其口感更细腻且水分更多。

一般南果梨在采摘后的 15 ～ 20 天里，不论是其香气，还是可溶性固形物（食品中所有溶解于水的化合物，包括糖、维生素、矿物质等）、可溶性糖等都达到峰值，其成熟度最好，闻起来会有浓郁的酒香味。如果不现吃，可以选择新采摘的，这种果实较青涩、脆而硬，在室温下可存放将近 1 个月。

南果梨除了生吃，还可以做成果酱。将适量的梨用搅拌机打成糊，再放入锅中用小火煮至黏稠状，然后加些蜂蜜和盐调味。晾凉后装入干净密封的瓶内，放入冰箱冷藏。由于南果梨含糖量较高，所以每次食用量别太多，以防龋齿。也可以加入去皮去核的其他水果一同打糊熬酱，口感和味道会更丰富。南果梨还可以和莲子、银耳等食材一起炖汤或煮粥。南果梨性凉，每天吃不要超过 3 个，对于肠胃不好的人要浅尝辄止，可以将其蒸熟吃，不然可能会引起肠胃的不适感。

❀ 玫瑰香葡萄连皮食用

许冰｜国家二级公共营养师

玫瑰香葡萄又称为麝香葡萄，原属于欧亚品种，具有浓郁纯正的玫瑰香味，一入口更是沁香醉心脾。

玫瑰香葡萄主要成熟于每年中秋之际，以天津市汉沽区茶淀镇产区的茶淀玫瑰香葡萄最有名。从外观上看，玫瑰香葡萄果实颗粒较小，未熟透时是浅紫色，口感酸中带甜，完全熟透后紫中带黑，含糖量高，但甜而不腻。

玫瑰香葡萄含有多种营养成分，主要包括类黄酮类物质、单宁、酚酸等，其中类黄酮类物质能降低冠心病的发病风险，单宁和酚酸有利于美白和防皱，适合女性经常食用。建议玫瑰香葡萄连皮食用，因为成熟的玫瑰香葡萄皮的紫黑色是花青素含量丰富的表现，而花青素有一定的清除自由基和抗衰老的作用，这也是它区别于其他果皮颜色不深的葡萄最主要的营养优势。玫瑰香葡萄既可以食用，也是用来酿酒的好材料。

挑选新鲜成熟的玫瑰香葡萄要注意"三看"。一看果梗，硬朗、结实，无破损结疤的果梗表示新鲜度高；二看果实，果实排布紧密且表面带有白霜，果实与果梗之间不出现严重脱节的较为新鲜；三看颜色，新鲜成熟的玫瑰香葡萄无论果实还是果梗，颜色都是鲜亮的，没有暗淡之感。

玫瑰香葡萄的含糖量大概是20%，以葡萄糖和果糖为主，适合运动前补充血糖的需要，能避免过早出现疲惫感。考虑到其糖分高，糖尿病患者不宜多吃。

❧ 三款滋润水果粥

王潍青｜国家二级公共营养师

进入秋冬季节后，气温不断降低、空气也很干燥，让很多人感到不舒服。秋天水果种类非常丰富，不妨用一些水果和杂粮一同熬粥喝，可以滋润身体，补充水分，提高身体免疫力。

❀ 山楂小米粥

小米是富含 B 族维生素、钾等元素的杂粮，平时熬煮或蒸饭时都可适量添加些；而山楂也是秋季应急水果，一起熬粥喝，酸爽又开胃。

准备小米 100 克，鲜山楂 10 粒（去核）以及少许葡萄和甘蔗。小米粥熬至一半时加入山楂与甘蔗片，待煮熟后，加入剥掉皮的葡萄，再煮一分钟即可。此粥酸甜可口，非常好喝。

❀ 香蕉豆渣粥

打豆浆剩下的豆渣千万别倒掉，豆渣中富含膳食纤维，对肠道健康有利，再搭配香蕉一起熬粥，对缓解老年人便秘有帮助。将豆渣与大米一同煮至熟烂，然后将一根香蕉切成丁，倒入粥中，再熬一小会儿即可。香蕉和豆渣营养都很丰富，香蕉煮熟后也更适合老年人食用。

❀ 荸荠豆米粥

准备荸荠 200 克、绿豆 60 克、糯米 25 克。将糯米和绿豆一同煮至软烂，然后加入荸荠（提前削皮，反复清洗干净），然后再煮开两分钟，清香爽口的荸荠粥就做好了。秋季容易上火，喝点荸荠粥会感觉很舒服，尤其是对于肺热上火的老年人来说。

❀ 水果熟吃也营养

高睡睡｜国家二级公共营养师

秋冬季节，吃水果有时成了任务而非享受，凉水果易让胃肠不舒服，甚至引起肚子疼。这个季节，有些水果做熟吃更好。

水果做熟了营养还在吗？很多人对此有疑问。其实，任何烹饪和加热都会对食物的营养价值造成一定影响。维生素 C 对热度比较敏感，加热会对其造成损失。但一些维生素 C 含量不高的水果就可加热吃。比如苹果、梨、香蕉等，加热对其营养价值影响较小，而且还能丰富烹饪方式。

✿ 香蕉

香蕉含有钾、果寡糖、果胶等，这些都不怕加热，可以接受熟吃。而且，香蕉是熟吃口感最好的水果之一，绵软香浓。

烤香蕉是最简单的烹饪香蕉的方法。把烤箱预热到 120℃ ~ 150℃，然后将整只香蕉放在烤箱里，烤 8 ~ 10 分钟，看到一面变黑了，翻一下烤另一面，再烤 8 ~ 10 分钟，取出来晾凉即可。可以直接吃，也可当果酱抹面包，很美味。

✿ 梨

天气干燥，难免会口干舌燥、喉咙发紧。梨是秋冬季节的应季水果，梨有清心润肺、降火生津之效。梨做熟吃也能滋阴、润肺、止咳，配合铁棍山药煮成糖水，更加可口。

建议大家选择皮厚、质地稍糙一点的梨，将梨和山药切成块，加水炖 20 分钟，喜欢吃甜食的，可以加点冰糖。煮出来的糖水有点淡淡的甜味，喝起来非常清爽。

✿ 苹果

苹果中的钾、多酚类化合物及果胶含量较多，而维生素 C 含量少，很适合熟吃。在国外，苹果是很常见的烹饪食材，比如苹果派、烤苹果，熟吃苹果是很平常的事情，能起到养胃的作用。

烹饪方法也很多，比如做馅（苹果派）、拔丝苹果、煮汤、烤制都可以。烤苹果就很简单，苹果去核切片，在饼铛上烤软，之后抹上红糖水再烤一会儿即可。烤出来的苹果，口感柔软、味道好。

除了上述水果外，山楂、菠萝、木瓜等都可以熟吃，但猕猴桃、橙子、柚子等维生素 C 含量高的水果，还是生吃为好。

苹果是安肠果

王翠霞｜营养与食品卫生学硕士

苹果是个"安肠果"，生吃能促进排便，熟吃能缓解腹泻。

一直以来我都有一个习惯，就是早餐吃一个苹果，有通便、润肠的作用。身边的中年朋友如果出现便秘的情况，我会建议他早晨空腹吃一个苹果，喝点温水，然后再吃饭，通便的效果不错。国外有研究表明，一天吃一个或更多苹果可降低患结肠癌的风险。

如果孩子受凉出现腹泻，我会将苹果蒸熟捣成泥给孩子吃，有缓解腹泻的作用。熟苹果泥可以止泻虽然是中医上的说法，但从营养角度来说，煮熟的苹果的刺激性没有了，其中丰富的果胶、钾等对缓解腹泻确实有帮助。

有人可能会担心，苹果煮熟后营养不全都损失了吗？其实不然，苹果本来维生素C含量就很低，熟吃并不可惜，钾、果胶、绿原酸、类黄酮等有益成分加热后仍可保留。如果肠胃虚弱或容易拉肚子，可以把苹果煮熟或蒸熟，既可获取其中的类黄酮、钾和膳食纤维等，还能帮助调节肠道。

山楂是果胶之王

李蓓｜国家高级检验员

山楂口味虽酸，却能助消化、降血脂，而且是栽培水果中果胶含量最高的，还富含维生素C、黄酮类生物活性成分等，是名副其实的秋季养生果。

用山楂做的果茶非常浓稠，而将新鲜山楂加糖熬煮，不用加任何增稠剂，就可以变成黏糊糊的山楂酱甚至山楂冻，这是为什么呢？这就要归功于山楂中丰富的果胶了。果胶属于可溶性膳食纤维，能帮助延缓血糖和血脂上升，对肠道健康非常有利。山楂可以说是果胶含量最高的水果，比我们常吃的草莓、苹果等水果都要高很多，这也是山楂能够帮助降脂的原因之一。

在山楂的众多健康功效中，降脂可能最被大家推崇，除了果胶含量高，山楂中还含有丰富的黄酮类成分。目前药理研究显示，山楂中所含的黄酮类成分可成为治疗高脂血症的主要有效成分，而其中的熊果酸等三萜物质也具有抗氧化和降血脂作用。

山楂是开胃消食的好食物，科学研究也表明，山楂中的脂肪酸可促进脂肪分解，可消油腻，而山楂酸等可提高蛋白分解酶的活性，有助消化。

山楂口感特别酸，一般没法直接生吃，但我们能将山楂做熟吃，有机酸能在烹调加热的过程中保护维生素 C。我经常用山楂和苹果一起煮水喝，酸甜开胃，也常给孩子做山楂糕、山楂卷等。

变着花样吃山楂

王喆 | 国家二级公共营养师

虽说山楂有种种健康益处，但因为吃起来太酸，很多人就放弃食用，实在可惜。其实，只要掌握正确的食用方法，口感和营养可以兼得。

山楂最突出的功效在于消食，其富含维生素 C 及多种有机酸，能增加胃中消化酶的分泌，增加其活性，从而起到促进消化的效果。而每 100 克山楂果肉中的维生素 C 含量高达 73 毫克，是苹果的 15 倍，含钙量也达到 52 毫克，在水果中也是首屈一指的。秋季是山楂成熟上市的季节，可以买来自己制作一些美味的食品。

山楂酱

将山楂用盐水浸泡半小时（防止煮时变色），洗净后沥干水分，挖去果核。放入适量清水，熬煮 1 小时，加入适量冰糖调味。晾凉后倒入密封瓶中，放入冰箱中封存。

❁ 山楂粥

熬粥时可加入几颗山楂，温热时食用，有消食的效果，特别适合在食积腹胀、消化不良时食用。也可将几颗山楂与几片橘皮一同冲泡，代茶饮用，有健胃消食的功效，胃口不佳时可以喝点。

❁ 山楂甜品

可以将几颗山楂与梨片一起炖煮，炖烂后食用，对于缓解因秋冬干燥引起的干咳有帮助。还可以切几片莲藕，加几颗山楂一起熬煮。

需要注意的是，山楂虽好，但不要过量食用，而且还要注意以下几点：准妈妈忌食；空腹、胃部疾病患者慎食，山楂果肉含有机酸较多，空腹食用会增加胃液分泌，刺激胃黏膜；吃完山楂应立即漱口，避免其对牙齿的腐蚀。

🌿 山楂调治腹胀要吃对

万茜｜南京大学医学院附属鼓楼医院中医科副主任中医师

在食积腹胀时，大家常常喜欢吃些山楂来缓解症状。

山楂是核果类水果，酸酸甜甜，口感很不错，受到人们的喜爱，而干制后可入药，有健脾开胃、消食化滞的作用，可以促进肠道蠕动，对于脾胃功能差的患者过食肥甘厚腻而引起的腹胀有一定疗效。

然而，山楂口感偏酸，生吃可能使胃内酸度增大，并不适合消化性溃疡、胃食管反流病等疾病的患者；而超市常见的山楂片、山楂糕等为了追求口感，添加了许多糖和其他添加剂，也不适合多吃，尤其不适合糖尿病患者食用。

因此，一些含有山楂成分的中成药，比如大山楂丸、健胃消食片、健胃消食口服液等，则安全得多，是用来缓解因过食肥甘厚腻而引起的腹胀不适等症状的好选择。此类中成药最好在饭前服用，药效吸收得更好，可以起到预防的作用。

需要注意的是，长期消化不良的患者不要过度依赖此类消食片，因为它们的作用十分有限，并不能达到治疗的目的，也不建议长期吃。

经常腹胀的患者往往是脾胃虚弱，建议到医院就诊，根据个体的症状和体质制定有效的治疗方案，在医生的指导下合理用药。

山楂、苹果能降胆固醇

李蓓 | 营养与食品卫生学硕士

食物中的可溶性膳食纤维、植物固醇、磷脂、皂苷等植物化学物有利于降低血液中的胆固醇含量，富含果胶的山楂、苹果等则是有利于降胆固醇的代表食物。

山楂、苹果是水果中富含果胶的代表，果胶作为一种可溶性膳食纤维，能够形成体积较大的胶冻状物质，对于促进胆固醇排出有帮助。而且，果胶还有延缓血脂、血糖上升的作用。

山楂是果胶含量最高的水果，含量在 2% 左右。目前有关山楂的药理研究表明，其具有降低血胆固醇、增强心肌收缩力量、增加冠脉血流以及促进胆汁排出的作用。

跟山楂相比，苹果的果胶含量低一些，但其中含有丰富的钾以及有机酸和多酚类物质，且煮熟后也不会损失太多。因此，如果中老年人牙不太好，可以将苹果煮汤食用。

提示： 谷胚、豆类和坚果的脂肪部分含有豆固醇、谷固醇、菜油固醇等活性物质，也可降低食物胆固醇的吸收利用效率，血胆固醇高的人可适当吃些。

橙子还分公母吗？

时阳｜国家二级公共营养师

应季的橙子水分充足、酸甜可口。橙子的营养也很不错，橙黄的颜色主要来自其中的 β- 胡萝卜素。橙子中维生素 C 含量也较高，达 33 毫克 /100 克，且橙子的酸味可以保护其中的维生素 C。秋天天气干燥，每天吃一个新鲜橙子，可以补充水分和维生素。

关于如何挑到好橙子，老百姓之间流传着一种公认的挑选方法：橙子要挑带"脐"的母橙子。是这样吗？很多人认为，水果分公母，其口感和品质有差别，而橙子就得挑选带"脐"的"母橙子"。查阅植物学资料可发现，橙子根本没有什么公母之分，"肚脐"只是它的副果，具有橘瓣状结构，但发育不完全，副果膨大撑裂果皮，在果实顶部留下了形如肚脐的疤痕，因而得名"脐橙"。如果从"肚脐"这里把橙子切开，就能看到里面有一小块果肉，周围有一圈白色组织，这就是橙子的副果了，其跟橙子的口感和品质没有关系。

相反，平时选购时发现，"肚脐"小的橙子倒是口感好、水分多，而"肚脐"大或者突出的橙子口感较差，水分也较少。

因此选购时不能只看"肚脐"，还得兼顾其他要素综合考虑。譬如，同样大小的橙子，重的比轻的好；表皮细腻、毛孔小的好，这样皮更薄、口感更好；轻轻捏橙子，硬且有弹性的好，说明比较新鲜。

此外，还得警惕染色橙子。购买时要当心，判断也不难，用纸巾、湿纸巾或小毛巾用力擦一擦橙皮表面，如果是染色的会有掉色现象。

吃南瓜有助于预防便秘

李静 | 国家二级公共营养师

南瓜富含类胡萝卜素，同时也富含果胶，秋天多吃些富含果胶的食物，有助于预防干燥以及便秘。

虽然南瓜的表皮很坚硬，可切块蒸熟或煮熟后，南瓜果肉的口感却是甜而绵软，这种类似于淀粉的口感正是来自于其中丰富的果胶。果胶作为一种水溶性膳食纤维，对降低胆固醇很有益处。

南瓜的吃法很多，除了炒、蒸熟、煮外，也可以尝试一下烤南瓜，将南瓜放在烤箱中烤熟，看起来很像一块刚出炉的蛋糕，而且吃起来也是美味与营养兼具。将大南瓜蒸熟，把水分挤干后碾碎还可以做馅，也很好吃。

但是注意，南瓜虽然吃起来香甜，但其碳水化合物含量并不高，蛋白质含量也低，算不上主食，不能完全代替主食。南瓜富含膳食纤维，饱腹感较强，如果体重超标需要减肥，可以替代部分主食。

薯类可替代部分主食

朱颖 | 上海海洋大学食品科学与工程硕士

秋季是很多薯类收获的季节，譬如红薯、山药、芋艿、马铃薯等。薯类含有较为丰富的膳食纤维，是真正的低脂肪高纤维食品。

跟一般蔬菜相比，薯类的淀粉含量较高，而且富含 B 族维生素及维生素 C，秋冬季节新鲜蔬菜摄入相对减少，薯类是补充维生素 C 的不错来源之一。此外，薯类富含矿物质，尤其是钾含量丰富。

红薯淀粉含量达 25%，蛋白质为 1.5%，脂肪仅为 0.2%，而土豆的淀粉含量达

17%，因此，与其将红薯当蔬菜吃，不如将其当成主食吃，蒸煮或炖熟后代替部分主食食用（避免油炸，淀粉在高温下会产生致癌物丙烯酰胺），营养又健康。相比之下，蒸是最营养的烹饪方式，煮或炖会造成水溶性维生素的损失。

🌿 荸荠最能清胃火

刘萌｜山东中医药大学附属医院治未病科

脾虚、肝郁或胃中有火的人，进食大量温补的东西后，就会出现消化不良的情况。这是因为原本滋补的东西停滞在身体里面，会成为身体的负担，久了就会"化火"，出现喉痛、头痛、感冒发热、流鼻血和大便秘结等症状。

清火的东西很多，但对于身体虚的人来说，不宜服用药力过猛的寒凉药物，最好是采用食疗的方法。荸荠就是个清热、促消化的好东西，它清脆可口。它的蛋白质和碳水化合物含量丰富，但热量并不高，适合秋冬季食用。

荸荠的吃法有很多，比如，可以用来熬粥。取荸荠、大米各 100 克，白糖适量备用；将新鲜荸荠去皮切成小块，大米淘净，加入清水煮成粥，待粥快熟时放入荸荠，最后放入白糖调味，关火后晾凉食用。可分次服用，连服 3 ~ 5 天。

临床研究发现，荸荠可用来治疗咳嗽多痰、咽干喉痛、消化不良等症。这从中医和现代医学的角度来说，都有一定的根据。

中医认为，荸荠是寒性食物，有清泻内火的作用，《罗氏会约医镜》说："荸荠益气安中，开胃消食，除热生津，止痢消渴，治黄疸。"而现代医学研究发现，荸荠中的磷含量是所有茎类蔬菜中含量最高的，磷元素可以促进体内的糖、脂肪、蛋白质三大物质的代谢，调节酸碱平衡，对消化不良有一定的辅助治疗的作用。

解油腻吃荸荠

李然｜营养与食品卫生学硕士

节后如何解油腻？推荐吃荸荠，将其榨汁喝或切块炒菜，口感清新爽脆，既解腻又开胃。

荸荠多在春末夏初种植，一般在深秋即 11 月底开始采收。也有过冬的荸荠春季挖掘上市，吃起来口感很甜。说起荸荠，第一印象就是肉质洁白、味甜多汁、清脆可口，光想想就很解腻。荸荠中的粗蛋白、抗性淀粉、膳食纤维能促进大肠蠕动，调节肠胃功能。此外，荸荠有滋阴润肺、开胃消食之效。因此，春节吃油腻了，荸荠是不错的解腻食品。

荸荠该怎么吃呢？我喜欢榨汁喝，解腻的效果也是最好的。将荸荠清洗干净，去皮后切成块，和雪梨、萝卜一起榨汁喝，非常清爽，而且还有降火祛燥的效果。原则上不加糖，如果不能接受这种口感，可少量调入一点蜂蜜，会很好喝。还有一道解腻开胃小吃——荸荠话梅。荸荠洗净，削皮备用，把处理好的荸荠和话梅放进锅里，倒入清水没过原料，开锅后煮 15 分钟，焖半小时，放入冰箱冷藏一会，吃起来酸酸的，很开胃。

此外，荸荠还很适合做汤。荸荠和藕切块煮汤，清淡之余还有丝丝甜味，可代替肉汤或其他油脂多的汤品。也可将荸荠和木瓜等水果炒着吃，水果切块，稍微烹炒一下，调入盐和水淀粉，继续翻炒几下，汤汁收浓即可出锅，清淡少油，有助于开胃。注意，生荸荠可能有姜片虫，最好别生吃，如果要生吃，要买来源正规的，彻底清洗干净后食用。

秋天坚果选松子

李倩｜营养与食品卫生学硕士、国家高级食品检验员

松子中接近 60% 都是脂肪，但大部分是多不饱和脂肪酸，其中主要是亚油酸，也含

有少量 α- 亚麻酸，因为是高脂肪、高纤维食物，因此具有一定的润肠通便的作用。

松子中除了含有丰富的脂肪，还含有棕榈碱、挥发油等成分，也能帮助润滑大肠，缓解便秘，尤其是对年老体弱者。丰富的不饱和脂肪酸对心血管健康也有益，还能帮助滋润肌肤。因此，秋天中老年人适当吃点松子还是非常好的。

松子还富含维生素 E。维生素 E 被称为"抗衰老维生素"，能抑制细胞内和细胞上的脂质过氧化作用，保护细胞免受自由基的损害。此外，松子中磷脂含量丰富，松子蛋白中含有比例适当、人体必需的 8 种氨基酸，还含有多种人体必需微量元素及矿物质等，对增强免疫力、延缓衰老等都有很好的促进作用。

松子好处多多，但因为脂肪含量高，要掌握好食用量。如果便秘，可以尝试将少许去壳松子和大米一起煮粥喝。

但是注意，松子最好不要买开口的，其不饱和脂肪含量高，失去了果壳的保护，很容易被氧化，健康功效大打折扣，而且非常容易受潮长霉。另外，购买时仔细闻一下松子，有新鲜坚果的清香气味的比较好。

营养师教你如何吃螃蟹

吃螃蟹解馋的时候到了，营养师们纷纷将螃蟹端上餐桌，你准备好了吗？

八九月份吃雌蟹

马烨｜国家二级公共营养师

农历八九月正是螃蟹盛产季，八九月挑雌蟹，九月过后选雄蟹。

高粱红时是吃蟹的最好时节，而雌蟹和雄蟹的成熟时间不同，雌蟹在农历八九月里性腺成熟，而九月过后雄蟹的性腺成熟，滋味及营养最佳。区分螃蟹的公母只需看螃蟹的腹部。雌螃蟹的腹部为圆脐，腹部上的翻盖几乎占了全部，形状似半圆形的大圆三角；而雄螃蟹的则为尖脐，腹部下方有一个类似三角形的区域翻盖。

另外，挑选蟹还要"四看"。看蟹壳：凡壳背呈黑绿色且带有亮光的蟹肉厚，壳背呈黄色的蟹大多较瘦弱。看肚脐：肚脐凸出来的，一般都膏肥脂满。看螯足：凡螯足上绒毛丛生，则螯足老健。看活力：将螃蟹翻转身来，腹部朝天，能迅速用螯足弹转翻回的，活力较强。

❈ 清洗螃蟹要仔细

李纯静｜国家高级中式烹调师

螃蟹买回家，如果觉得不够肥美，我们可以先养几天。将活蟹放在一个开口较大的容器里，放些糙米或沙子、清水、少量芝麻和打碎的鸡蛋，容器口用棉布盖上，挡住光线，防止螃蟹爬出。过几天，等螃蟹吸收了鸡蛋中的营养，蟹肚壮实丰满，吃起来格外肥美可口。

螃蟹身上沟壑很多，用一般的方法不易清洗干净，一定要仔细清洗。先将螃蟹浸泡在淡盐水中，让其把体内的污物都吐出来，然后用手捏住其背部，悬空接近盘边，让双钳恰好夹住盘弦，用刷子刷洗全身，再捏住蟹壳，扳住双钳将蟹脐翻开，由肚脐尖处挤压肚脐盖中央的黑线，将其粪便挤出，最后用清水冲洗干净即可。

❈ 吃蟹顺序有讲究

孙传利｜国家高级中式烹调师

吃螃蟹科学的顺序是先揭脐、后掀盖、再食砣（躯体），最后吃八只脚和双螯。

先剪掉螃蟹的八只脚和两只大钳，留着最后吃。将蟹脐（即蟹肚脐部分的一小块盖）去掉，顺势揭开蟹盖，用小勺把中间的呈三角锥形的蟹胃去掉，将外面包裹着的蟹黄吮干净。吃完蟹盖，用勺柄将蟹身中间呈六角形的蟹心挑出来丢弃，在蟹身上淋点醋，把蟹黄、蟹膏吃干净，把蟹身掰成两半，此时可见成丝状的蟹肉，顺着蟹脚来撕，将蟹肉拆出。用剪刀把蟹腿剪成三截，把蟹肉捅出来即可。

先吃蟹黄、蟹膏可尝到它们的浓香口感，如果是先吃蟹肉后吃蟹黄的话，就体会不到蟹黄的浓香味，而且会有种腻的感觉。另外蟹脚放凉后，其中的肉会自动与蟹壳分开，很容易被捅出或者吸出，因此要留待最后来吃。

秋燥鸭先治

鸭的肉质鲜嫩，营养丰富，同时鸭肉属凉性，对于缓解秋燥来说，是很合适的选择。我们来看看营养师如何通过北京、武汉、广州三地的经典吃法来缓解秋燥。

北京烤鸭：鸭架子熬汤

曹微｜国家二级公共营养师

我爱吃烤鸭，而且吃完鸭肉的鸭架子也不丢，回家熬汤，口感和营养都很好。

北京烤鸭的制造方法有挂炉式和焖炉式，挂炉烤出来的鸭肉既不会因被烤而失水，又可让烤出的鸭皮很薄很脆。焖炉是由炉内炭火和烧热的炉壁焖烤而成，对技术要求较高。吃鸭肉和鸭皮，最好按传统方法吃，两片鸭饼，每片抹上甜面酱，再放葱丝、黄瓜条等，再夹上鸭片、鸭皮卷起来吃，淀粉、肉和菜都齐了。

鸭肉和鸭皮吃完了，剩下的鸭架子也不要丢，拿回家熬鸭架汤喝，不用放很多调味品，只需要放点葱段、萝卜等，熬煮好就可以喝了。不过，由于鸭汤中嘌呤含量比较高，痛风患者应禁食。

武汉鸭脖：用温水涮涮

姚宇｜国家二级公共营养师

武汉人爱吃辣鸭脖。不过，秋燥的天气吃辣会更燥，用温水涮涮对身体更好。

鸭脖附近有淋巴结，一般市场上的鸭脖在卤制时会摘除掉它，若不小心误食了没有摘除淋巴结的鸭脖，其内含的激素会扰乱我们自身的激素水平。而且，长期大量食用过辣食物，会刺激消化道黏膜，出现腹泻、便秘等情况。再者，麻辣鸭脖中还放了大量盐。

因此，买鸭脖要选正规厂家的，食用时用温水涮一下，涮掉部分调料和油，让辣和盐少一点，减轻辣对消化系统的刺激，降低盐的摄入。同时，如果发现鸭脖上有椭圆形的小肉豆，这可能就是淋巴，要把它摘去。另外，鸭脖上的白色软软的物质也要去掉，这部分脂肪和胆固醇的含量极高。

❄ 广州鸭汤：老鸭最有味

夏群英 | 国家二级公共营养师

广州人爱煲汤喝，尤其是干燥的秋天，喝点老鸭汤，还有温补的作用。

由于老鸭喂养的时间长，不太好熟，而炖汤所需要时间稍长。所以，做此汤时要先多加些水，否则中途加水会影响汤的口感。而且最好选择一年以上的老鸭，配料中的酸萝卜要选择腌泡一个月以上的萝卜，这样炖出来的汤才地道。

将老鸭清理干净，切块焯水，泡发枸杞子，葱姜切好备用。将老姜、焯好水的老鸭块放入砂锅中加水，大火烧开后改小火慢炖一小时，再将酸萝卜放入砂锅继续炖一小时，加少量盐，出锅。将枸杞子和葱花撒入老鸭汤中点缀。在干燥的秋天喝点老鸭汤，吃点酸萝卜，真是一大享受。

❀ 中医大咖谈秋燥

秋风起，肺燥猛。秋天燥邪为盛，最易伤人肺阴。入秋后常常会出现咽干口渴、皮肤瘙痒、眼睛干涩、咽喉肿痛等秋燥现象，怎么办？下面请几位中医大咖来给咱们支支招。

❄ 咽干口渴：煮点沙参麦冬汤

王阶 | 中国中医科学院广安门医院院长

九月初的天气不仅有些热，有些湿，还有些燥。肺主呼吸，与大气相同，故燥邪之气易伤肺阴，人就容易出现口燥咽干、咳嗽少痰，所以日常可以吃点滋阴润燥的食物，如秋梨、甘蔗、荸荠、银耳等。而临床上常用沙参、麦冬、百合、玉竹等药材以清养肺胃，生津润燥。

现在常会看到一些人在秋天有咽干口渴、干咳痰少而黏或发热的表现，不如试试清代著名医家吴鞠通《温病条辨》的治燥名方——沙参麦冬汤。其具体药物有：沙参9克，玉竹6克，生甘草3克，冬桑叶4.5克，麦冬9克，生扁豆4.5克，花粉4.5克，用水煎服，每日2剂，上午、下午各服1剂，也可代茶饮。方中沙参，味甘，性微苦、微寒，归肺、胃经，可养阴清肺，益胃生津；麦冬，味甘，性微苦、微寒，归肺、胃、心经，有养阴润肺、清心除烦、益胃生津之功效。这些药物多来源于日常饮食，可在生活中服用。

❀ 皮肤瘙痒：用沙参玉竹炖汤

禤国维｜广东省中医院皮肤病研究所所长

春夏秋冬一年四季，每个季节对人的影响也是不一样的。所以说虽然生活在多雨的岭南地区，但到了秋冬季节仍然会感觉到皮肤有些干燥，甚至瘙痒。这时可煲点汤喝，像沙参玉竹汤就不错。

广东人煲汤比较讲究，用的食材也比较多，比如这个方子就要准备沙参30克，紫苏叶10克，麦冬15克，玉竹15克，陈皮10克，甘草5克，猪皮一块或猪瘦肉150克，再把它们与适量水一起放到砂锅里煲汤，快煲好时再加点盐调味。当然，也可以把它们与大米一起煮粥喝。

中医理论认为肺主皮毛，皮毛的干燥与肺燥有关系。沙参能润肺清心，益胃生津，而玉竹可养阴、润燥、除烦、止渴，所以这款汤非常适合秋冬季食用。加猪皮或猪瘦肉一起煲，滋补而不留湿，有虚可补、有热可清、有燥可润，口感也更好一些。

❀ 眼睛干涩：泡杯石斛茶喝

方祝元｜江苏省中医医院院长

秋季干燥，燥伤阴津，所以有些人会明显感觉眼睛干涩。这时有不少人会随意买点眼药水来滴，可这样不但起不到保健作用，还可能会使眼睛更加干涩。

中医里有一句话就是说肝和眼睛的关系，叫"肝开窍于目"。也就是说，肝提供的血液和阴津是可以滋养眼睛的。石斛有很强的滋阴养肝的功能，所以被历代医家用作养护眼睛的佳品。比如宋代《圣济总录》中记载"石斛散"的功用，就说到"眼目昼视精明，暮夜昏暗，视不见物，名曰雀目"。

古代还有一个明目药方，叫石斛夜光丸，也是以石斛为主药配伍制作的，常被用于治疗肝肾阴虚所致的视物昏花不清楚、夜盲等。若日常作为护眼保健方使用，可以简单点，直接泡茶喝就行。需要注意的是，石斛性寒，对于脾胃虚寒，常伴有腹胀、腹痛的人来说，长期服用可能会加重虚寒，故不能单独用，可用少量石斛加枸杞子泡茶喝。还可吃些润燥的食物，如百合、银耳等。

✿ 咽喉肿痛：用荸荠芦根煮水

肖臻│上海中医药大学附属龙华医院院长

秋季极易肺躁、肺热，最容易发生的病就是咽喉肿痛了。小儿属纯阳之体，更容易耗伤阴津，所以这尤其在孩子身上发生的比较多，表现的症状也比较严重。平时可以多吃点芦根、荸荠。

中医认为，芦根味甘、性寒、入肺、胃经。其味甘多液，善滋阴养肺，对咽喉炎症、声带疲劳以及口腔炎、牙周炎等有良效。素有"地下雪梨"之称的荸荠也是清热化痰、开胃消食、生津润燥的好东西。和芦根一样都带点甜味，所以很适合小孩食用。

清代有一个瘟病学家，叫吴鞠通。他写了一本书，叫《瘟病条辨》。里面有一个药方，叫五汁饮，就用到了芦根、荸荠。这个方子主要成分是梨汁、荸荠汁、藕汁、鲜芦根和麦冬。就是把梨100克，荸荠100克，藕100克，麦冬500克，鲜芦根100克用布拧汁或榨汁，生津止咳的作用非常好。平时可以把它当成饮料，没事儿就喝一喝。

如果嫌麻烦，也可取芦根5克，荸荠5克，玄参或太子参6克一起煮水喝。需要注意的是，小孩子咽喉肿痛很可能是上呼吸道感染或扁桃腺炎，如果有发热现象，还是要去医院看看。

✿ 脾胃弱慎吃上清丸

万毅刚│南京大学医学院附属鼓楼医院中医科主任中医师

秋冬季很多人常有上火症状，此时人们常会自行吃些牛黄上清丸、黄连上清丸等药物，认为它们能清火。

殊不知，此类药的主要成分是黄连、栀子、白芷、菊花、薄荷等，其药性偏寒凉，更适合于治疗胃肠道湿热症（如口干口苦、舌苔黄腻、大便干结、便秘等症状），也就是中医所谓的"清胃热"。

若是平时脾胃功能不好，也就是消化功能弱的人服用，会进一步加重脾胃功能失调，引起食欲不佳、腹泻、便溏等症状。因此，此类人群一定要慎用上清丸。

实际上，老百姓所谓的秋冬季上火，多为"燥火"的症状，具体表现为口唇开裂、口鼻分泌物减少、眼干眼涩、皮肤干燥等。以中医来看，这是阴虚燥热的表现，提倡用些养阴润燥的食物或药物，如雪梨、甜杏仁、银耳、百合等。此外，喝些沙参麦冬汤也不错。

✿ 转转大拇指可止咳

来要水 | 解放军第309医院中医科主治医师

寒露节气过后，气候逐渐变得干燥起来。而这时候正是肺经当令，肺乃娇脏，最容易受燥邪"欺负"，故此时鼻干、咽干、唇干以及咳嗽也就起来了。

饮食上可以喝点冰糖梨水，或百合银耳汤，可起到滋阴润燥、养阴清肺的功效。在日常保健方面，不妨转转大拇指。怎么转呢？双手交叉，大拇指悬空，相互环绕着转动即可。这个动作非常简单，随时随地都可以做，大家甚至可以把它当成一个娱乐来做。需要注意的是，两个大拇指在上面相互打转时尽量不要相互碰触。

大拇指上有肺经的少商穴，具有解表清热、通利咽喉、除胸闷的作用，经常这样做可以激发肺经气血，使肺经通畅。每次可以顺时针转上100圈，再逆时针转100圈，然后从肩窝开始沿着手臂内侧至大拇指的这一段肺经进行敲打敲打，舒活肺经气血的效果会更好一些。

有人会觉得，转转手指能有多大效果？其实，在一天之中转转拇指可能不会有什么效果，但坚持做下来，积少成多，肺经就在无形之中被打通了。肺经一通，呼吸顺畅，嗓子也就清爽了。

另外，肺主皮毛，肺经气血调达，皮肤抵御风寒的能力就会更强，连感冒都可能会少见了。

"肺主忧"，肺气足，人多欢喜；而肺气虚，则人多忧愁；那些爱哭鼻子的人常这样转转大拇指，不仅能增加肺经的气血，还能帮助人变得更加开朗乐观。

相关阅读

晚秋最该防中风

中国中医科学院中医传承博士后苏凤哲：农历九月的晚秋，气温骤降，是一年之中最易发生中风的季节。平时可适当吃些含蛋氨酸丰富的食品，如芝麻、葵花子、酵母、乳制品、叶类蔬菜等，它们能有效加快脂肪代谢，有预防血脂升高的作用。每天一小时的散步和其他适当运动，有助于通经活络、应对气温高低变化；睡觉以平枕为宜，高枕可能会因脑血流减少、微循环减慢而促发中风。

天气冷了，这三个地方别冻着

温长路｜中华中医药学会学术顾问

中医学有一种养生理论是"春夏养阳，秋冬养阴"，"春捂秋冻"就是这一思想的体现。秋冻，则是对身体"收藏"功能的锻炼，以保持身体对外部寒冷环境的适应能力。不过，春捂秋冻是相对而论的，是有条件的，年轻人、身强力壮之人，添加衣物的时候可以晚点，强度都可以稍大些；老年人、身体虚弱的人，特别是心脏血管功能不健康的老年人，则要注意分寸，甚至要春捂秋也捂。

因为深秋季节气温变化大，这种变化多端的天气会使人的皮肤、皮下组织血管收缩，周围血管阻力增大，导致血压升高，也会引起血液黏稠度增高。即使正常的"秋冻"，有三个"禁地"——头、肚脐、脚也是要严加保护的。

入秋后外出时候最好戴帽子，洗头时用水要比平时热一点，额头上出汗水时不能见风。这是因为头作为人体"诸阳之会"，是全身阳气最旺盛的部位之一。受寒，体内阳气会散失大部分。心脑血管病患者、四肢血管病患者、四肢不温的人、易感风寒的人，尤其要在这方面提高警惕。

中医称肚脐为神阙穴，温暖这个穴位可以补阳，特别是一些脾胃虚弱、怕冷、易腹泻的人，要特别注意这个部位的保暖，还可以采取经常在肚脐热敷的方法，驱寒助阳。

脚是人体各部位中离心脏最远的地方，血液流经的路程最长，而脚又汇集了全身的诸多经脉，所以人们常说"脚冷，则冷全身"。足部寒冷，身体抵抗力就会下降，病邪就有可能乘虚而入。

霜降过后有三防

陈竞纬｜苏州市中医学会秘书长

俗语说："霜降一过百草枯。"一过霜降，天气更凉了，更干燥了，此时养生尤其要注重三个方面的防范，即"防贼风、防秋郁、防秋燥"。

风邪乘虚而入，侵犯人体肌肉、关节和筋骨，甚至肺、胃等脏器，像一些风寒导致的腰腿疼等老病根就会越发明显，所以在这个节气上一定要加强对腰腿的保护和锻炼。

《遵生八笺》中介绍的"九月中坐功"缓解风寒湿痹、腰腿痛的效果就不错，具体方法是，每日凌晨三至七点时，平坐，伸展双手攀住双足，随着脚部的用力，将双腿伸出去再收回来，如此做5~7次，然后牙齿叩动36次，调息吐纳，津液咽入丹田9次即可。

霜降一般都在农历九月，此时肺金主事，人在感受了凄风惨雨、草枯叶落的季节变化后也容易起忧思。现代医学认为，人脑底部有一个叫松果体的腺体，能分泌一种褪黑素，它会使人意志消沉、抑郁不乐。而入秋之后，松果体分泌褪黑素相对增多，人的情绪也会相应低沉、消极。

此时不妨约上三五好友登登山，不仅能使肺功能得到舒畅，而且登至高处极目远眺，心旷神怡的感受也有助于舒缓心情。饮食上可适当多吃高蛋白食物，如牛奶、鸡蛋、猪肉、羊肉和豆类等。

秋季燥邪耗伤人体津液，就会出现口干、唇干、鼻干、咽干、舌干少津、大便干结、皮肤干燥甚至皲裂等症状。肺喜润而恶燥，若侵犯到肺，肺的功能受到影响，就会出现鼻咽干燥、声音嘶哑、干咳少痰、口渴便秘等一系列症状。

元代医家忽思慧在《饮膳正要》中说：秋气燥，宜食麻，润其燥。因此，秋季养生应多吃芝麻、蜂蜜、银耳、青菜之类的柔润食物，以及苹果、葡萄、香蕉等水分丰富、滋阴润肺的水果。在起居上要早睡早起。早睡能养阴，早起呼吸新鲜空气，以利舒肺，能使身体津液充足、精力充沛。

相关阅读

　　郑州市第三人民医院中医科主任王素君：桑叶有祛风除湿、舒筋通络的作用，中老年人可采些经霜的桑叶，洗净、阴干、水煎后浸泡手足，早晚各 1 次，每次 20 分钟，可缓解经络不畅所致的手足麻木。

第4章

冬季养生细节，为健康作储备

冬季是一年中的最后一个季节，通常指农历的十月、十一月、十二月，包括立冬、小雪、大雪、冬至、小寒、大寒等六个节气。立冬之后，进入冬季，天气越来越寒冷，正当万物闭藏、进补强身之时；冬补有益，但也要讲究方法和细节，补得其所，才能有益健康。关于冬季进补的诸多细节，尽在本章中。此外，冬季天干物燥，一不注意，身体就容易出现一些不适症状，关于冬季治未病的食疗方、节后解腻的食疗方也将在本章中介绍给大家。

入冬吃枣有门道

魏帼 | 北京中医药大学东方医院营养科主治医师

八月底到十一月，鲜枣在市面上比较常见。

鲜枣生吃最有利于直接吸收其营养成分。它口感脆甜，食用方便，家里的老人和小孩都喜欢吃。鲜枣含有丰富的维生素 C、叶酸、烟酸、钾等微量元素。对于大部分身体健康的人群来说，每天吃 150 ～ 200 克（十几颗）的鲜枣都是可以的。但是对于患有糖尿病或者胃部不适的患者，在吃鲜枣前要看看自己的血糖是否平稳，吃的时间最好选在两餐之间，另外吃的量不要过多，一次 5 ～ 6 颗正常大小的鲜枣就可以。

鲜枣的季节性较强，如果不是鲜枣成熟的秋冬季节，我喜欢买干枣，也就是常说的红枣。每个干枣里含的碳水化合物等营养物质和鲜枣差不多，但由于脱去了水分，所以其水溶性维生素会损失一些。

我平时爱拿几颗红枣来加餐，既补充营养，又不怕发胖，建议爱美的女性可以经常食用。牙口不好的人可以选择蒸红枣，不仅口感软糯，容易消化，而且吃起来更甜。对于糖尿病患者就不建议随意食用红枣了，倒是可以用红枣来代替蔗糖，给食物补充一些天然的甜味，如煮粥、煲鸡汤、排骨汤时加入一些红枣或者和银耳、桂圆、山药一起煲甜汤，都是很适合冬季滋补的食物。根据我的生活经验，金丝小枣适合煲汤，而新疆的和田大枣更适合煮粥。

蜜枣或阿胶枣作为果脯的一种，其口感甜蜜，尤其深受孩子的喜爱。只不过作为加工食品，蜜枣无疑增加了糖分，有时为了增加甜度还会加入不少盐。这时需要仔细看看食品包装上的食物成分表。如果只是为了获取营养，我不建议大家食用蜜枣或阿胶枣。但如果只是单纯想要丰富口感、增加甜度的话，蒸八宝饭或包粽子的时候，适当放一些蜜枣也不错。

发苦的柑橘不能吃

黄连珍｜华中科技大学同济医学院营养与食品卫生学系教授

柑橘是冬天最常吃的水果之一，有些人甚至会成箱成箱地购买。柑橘口感酸甜爽口，但有的时候吃的柑橘会稍微有点发苦，这到底是为什么？发苦的柑橘还能吃吗？

其实，柑橘果实中含有各种糖苷和新橙皮苷，而这些也正是柑橘果实中主要的苦味来源。但这些苦味物质在未成熟的果实中含量较高，如果大量食用未成熟的柑橘，会对身体产生一定的不良影响。而在成熟的柑橘中，由于各种酶的作用，糖苷会逐渐转化，苦涩味也会随之消失。

冬天气温低，如果储存时不注意，就会导致柑橘味道发苦。在0℃左右的低温中储藏，此时柑橘内的酶活力较弱，难以催化糖苷的水解反应，糖苷的转化速度较慢，苦涩味则不易消失。

而且，柑橘在低温储存时，因为冻结，可能会使柑橘的原生质脱水，蛋白质及胶体产生不可逆的凝固作用，也降低了它对微生物的抵抗力；此时微生物乘虚而入，特别是霉菌等腐败菌极易侵入果体，生长繁殖，使柑橘苦味加重。

这种受冻发苦的柑橘不仅营养价值大大降低，而且带有大量的微生物，无论从营养还是从食品卫生的角度而言，发苦的柑橘都不能吃。

咳嗽吃川贝炖雪梨

王喆｜国家二级公共营养师

冬天出现燥咳的症状，如咽喉干痒、痰黄黏稠、舌红苔黄等，可以试着吃点川贝炖雪梨。

将一个雪梨带皮洗净，切蒂成盖，去核成碗。然后将5克川贝舂成碎末，与数颗冰糖一同放于挖空内心的梨内。无需加水，切掉的盖子用牙签固定在上面，将梨置于碗中，放入蒸锅内加热，上汽后蒸 40 分钟关火，趁热吃梨饮汁。

川贝是百合科植物川贝母的鳞茎，味苦，性凉，入肺经，与雪梨、冰糖均具有清解肺热、滋养肺阴的功效，三者合用，可清热化痰、润肺止咳，对肺热伤津或燥热伤肺所致的咳嗽最有效。

空气干燥、雾霾严重，周围很多人出现燥咳症状，吃川贝炖雪梨比较合适。但大家在食用之前务必要分清自己是寒咳还是热咳。分辨寒热最为简便有效的方法是观察痰和舌苔，如果痰少且黏稠、痰色发黄，或者干咳无痰、舌苔发黄者多为热咳。但如果痰多、质稀、色白，而舌苔白腻，多是外感风寒所致，此时食用川贝不仅无效，还可能加重病情，不可滥用。

冬季补充维生素C吃金橘

李健 | 中级临床营养师

冬季是金橘上市的季节，一颗颗黄色的小果子新鲜极了。跟其他柑橘类水果相比，金橘最大的特点就是需要带皮一起吃，清香爽口。

冬季蔬菜水果摄入相对减少，尤其是维生素 C，要注意补充，对提高身体免疫力有利。其实，金橘属于维生素 C 含量比较高的水果，而且金橘 80% 的维生素 C 都集中在果皮上，每 100 克含量达 200 毫克，比橘子要多约 25%。

每天吃 5 ~ 6 个小金橘，就能满足人体一天维生素 C 的最低需求量。连皮一起吃，不光能获得丰富的维生素 C，而且果胶、膳食纤维和类黄酮的摄入总量都比较高，能达到吃维生素 C 片所不能替代的保健效果。

金橘具有独特的香味和口感，果皮厚实，其中富含一种叫柠檬苦素的生物活性物质，这种物质具有抗肿瘤作用，能诱发和激活具有解毒作用的谷胱甘肽转移酶活性，抑制化学致癌物质的致癌作用。金橘还有生津消食、化痰利咽的作用，咳嗽痰多、咽喉肿痛的人可常吃。

金橘的很多营养成分都集中在皮中，食用时切勿去皮，洗净后直接带皮吃最好。此外，也可以稍微加工一下做成茶饮、糕点等。譬如可以做金橘酱：将金橘洗净，切开后去掉里面的籽，加入冰糖、盐和水。将处理好的金橘放入锅内，大火煮开，小火收汁，放凉后拌上蜂蜜即可，做好的金橘酱平时可以泡茶饮用。此外，也可以将金橘切开后放入冷水中煮，水煮开后即是酸酸甜甜的金橘茶。

🌿 冬季祛火，杨桃最佳

王楠 | 国家高级食品检验员

杨桃是久负盛名的岭南佳果之一，主要产自我国南部的广东、广西、海南、福建、台湾、云南等省份。现在由于物流运输的发展，北方市场上也经常能看到杨桃。杨桃外观呈五菱形，颜色黄绿，趁着新鲜的时候吃，皮薄如膜、果脆汁多、甜酸可口，虽然没有苹果或橙子的那股香甜味，但营养价值较高，是一种低糖保健水果。

杨桃果实中 90% 都是水分，冬天吃可以为身体补水。而且，据《本草纲目》记载，杨桃有去风热、生津止渴、解酒毒等多种功效。从营养角度分析，杨桃中含有挥发油、胡萝卜素、有机酸及 B 族维生素、维生素 C 等成分，对缓解口腔溃疡、咽喉炎症等症状有帮助。因此，杨桃是非常好的"祛火"水果。

杨桃之所以吃起来酸甜爽口，就是因为其中含有柠檬酸、苹果酸等，这些有机酸可以帮助我们提高抗病能力。杨桃中镁、磷、钾等矿物质含量也比较高，尤其是钾，平均含量为 128 毫克 /100 克。此外，杨桃鲜果中富含 7 种人体必需氨基酸，尤其富含谷类食物中缺乏的赖氨酸。

购买时挑颜色黄绿、中等大小的杨桃，味道较好。杨桃表皮要光滑、没有裂口，捏起来有点硬，这样的比较新鲜。吃的时候无需去皮去核，可把较薄的硬边削掉。也可以将杨桃腌后食用，即用盐或糖腌 5 ~ 10 分钟，酸味会变淡，吃起来非常清爽。

肾不好别吃杨桃

董飞侠 | 浙江中医药大学附属温州中医院肾内科主任医师

患有肾病综合征的金小姐因为贪吃杨桃而导致肾病复发，患有尿毒症的李大爷因为贪吃杨桃差点要了命，这是为什么呢？

对于肾衰竭患者来说，杨桃可能是一种"毒品"，由于这种毒性影响人群较窄，并未引起人们广泛的注意。近年来，国内外已有文献报道慢性肾病患者食用杨桃中毒的病例。一般杨桃中毒后可引发顽固性呃逆、肢体麻木、肌力下降、皮肤感觉异常、失眠、兴奋、思维紊乱、癫痫发作、嗜睡、昏迷、腹泻、血尿等中毒症状。

很多医生的病例中也曾出现因食用杨桃而导致肾脏疾病加重的情况。比如，原发性肾病综合征患者吃杨桃后容易复发，腹膜透析及血液透析的尿毒症患者食用杨桃后容易中毒昏迷，甚至有部分儿童吃杨桃后出现血尿症状。经实验研究，这可能与杨桃中含有刺激性神经毒素有关。另外，动物实验还表明，杨桃可以致肾小球毛细血管基底膜损伤，上皮细胞足突受损，导致血尿，其发生机制与变态反应有关的可能性大。我们也发现，用血液透析方法抢救昏迷的重症中毒患者，中毒症状迅速消失，提示血透对杨桃的毒素有良好的清除作用。

值得注意的是，如果是肾脏病患者或者曾有过肾脏疾病史的人，最好不要食用杨桃，以防导致肾病复发或者中毒从而危及生命。

几种柚子各有优势

李纯 | 国家二级公共营养师

柚子家族有多个兄弟，如红心柚、溪蜜柚、沙田柚、西柚等。

红心柚：红心柚的果肉之所以呈现红色，主要是因为其中的 β- 胡萝卜素和番茄红素所致，β- 胡萝卜素在体内能转化成维生素 A，而维生素 A 有利于维护上皮细胞的完整性，因此，冬季吃些红心柚子有利于预防呼吸道疾病。而在其他营养成分含量方面，红心柚子与普通柚子相差无几。红心柚子价格较贵，而溪蜜柚、沙田柚、西柚等是我们常吃的"平价"柚子。

溪蜜柚：溪蜜柚产自中国柚子之乡——福建平和县，其果大皮薄、多汁柔软、清甜微酸，有"柚类之冠"之称。其维生素 C 含量一般在 40 毫克 /100 克，是很好的抗氧化物质，还可以起到一定的美白效果。

沙田柚：与溪蜜柚相比，沙田柚的三大产能营养成分（即蛋白质、脂肪、碳水化合物）及维生素 C 含量均更胜一筹，但矿物质含量略低。

西柚：现在很多水果摊上有西柚卖，跟溪蜜柚、沙田柚等不同，西柚是外来品种，是产自美国佛罗里达州的一种葡萄柚，果肉呈红色。西柚中富含多种维生素，其中维生素 C 尤为丰富。而西柚是少有的富含钾而几乎不含钠的水果，钾对于维护心脏、血管、肾脏功能是非常重要的。因此，西柚是高血压、心脏病及肾脏病患者的最佳疗疗水果。

总的来看，柚子果肉中含有丰富的维生素 C，其中的生物活性物质皮苷和黄酮类物质对于降低血液黏稠度具有很好的作用。此外，柚子含有一种类胰岛素成分，能帮助胰岛素发挥作用，起到辅助降血糖的效果。因此，高血压、糖尿病及高脂血症患者等在冬天适量食用柚子有益健康。但柚子比较寒凉，不可吃得太多，尤其是怕冷畏寒、腹胀腹泻、大便稀溏的人，应少吃。

柚子果肉清香甘甜，可以直接食用，也可以榨汁饮用，而且，柚子果皮也是不错的食材。除了红心柚的抗氧化功能略胜一筹外，其他柚子的营养价值相当，蜜柚因为甜度高，口感会更好一些。

教你挑根好甘蔗

王潍青｜国家二级公共营养师

甘蔗水分多，口感甜，而且有清热润燥之效，是冬季败火的首选水果。但买甘蔗一定要注意挑选，否则容易买到口感不好，甚至霉变甘蔗。

紫甘蔗选带白霜的

北方常见的甘蔗大多是紫黑皮的果蔗，多在秋末冬初收割，从过年前一直售卖到初春。紫皮甘蔗要挑带白霜的，且色泽越黑的越好，说明甘蔗成熟度高，口感甜。买端正挺直、粗细适中的，弯曲的可能有虫蛀。优质甘蔗节长短均匀，过短的吃起来费时费牙，切勿听信某些商贩所谓的"节越短甘蔗越甜"的说法。

新鲜甘蔗发硬，而储存时间久的会发软。咬开后，新鲜果肉应呈乳白色，汁液充沛、清爽甘甜。注意，长久储存的不新鲜的甘蔗果肉发红发暗，也可能呈现浅黄色、粉红色与棕褐色等异常颜色。

现削现买、不要久放

甘蔗含糖量高，一旦储存不当，就可能发霉，节菱孢霉菌产生神经毒素 3- 硝基丙酸，轻则导致腹痛、腹泻，重则造成死亡。因此，甘蔗绝不能吃发霉的。现削现买，不要买已切成段或提前削皮的，避免摊主将发霉、变红等地方削掉后出售。削好的甘蔗不可久放、过夜（真空包装除外）。另外，商贩削皮时要注意其卫生情况，避免污染。

注意，很多水果摊都有杯状的鲜榨甘蔗汁，建议购买时让摊主现场将甘蔗削皮后压榨，榨汁前确认一下甘蔗是否新鲜无霉变。甘蔗汁要尽快饮用，避免久放甚至过夜，以免变质后饮用对健康造成影响。

血橙是新年当红水果

李然 ｜ 食品工程与营养硕士

　　圆润的外皮包裹着绯红的果肉，看起来红艳诱人，摆在餐桌上也会给新年增添几分喜庆，这就是新年的当红水果——血橙。挂树越冬的血橙比脐橙要晚熟一个多月，春节前正是血橙的成熟季节。

　　新鲜的血橙呈现红色或橙色，有明亮的红色条纹。血橙其实原产于地中海地区，我国引入的品种有五六种，其中被誉为"血橙之王"的是路比血橙和塔罗科血橙，目前主要分布在四川、广东、广西、湖南等地区。血橙不仅果肉看起来鲜红欲滴，而且吃起来香甜多汁，有一种芬芳的香气，而且，血橙基本无核，老人和小孩吃起来都很方便。

　　血橙肉质细嫩、汁液充足，营养价值也不容小觑。其含有丰富的维生素 C、β- 胡萝卜素，以及花色苷和类黄酮等多种酚类化合物。这些植物天然色素都能起到很好地清除自由基、延缓衰老的作用，而且，对女性来说也有不错的美白效果。

　　血橙的红色与葡萄柚、红心柚、红肉脐橙的红色不一样。血橙的红色主要与其内的花色苷有关。花色苷含量决定血橙果肉的颜色，而它也是柑橘中唯一含花色苷的品种。花色苷具有降血压、抗氧化、增强免疫力、防治心血管疾病和抑制癌症等多种有益于身体健康的功效。而葡萄柚、红心柚、红肉脐橙等则是由于富含番茄红素而呈现红色的。

　　血橙个头不大，一般如网球大小。挑选血橙时，首选橙皮光滑而且柔软的，这种橙子一定多汁。表面血点多，如果再有点血斑的，则是上品，这种橙子切开后，里面是呈紫黑色的。

　　血橙可以直接吃，也可以榨汁饮用。如苹果血橙草莓汁就是一款健康味美的饮料，将三种水果混在一起打成汁即可。如果想来一道清新的菜肴，血橙也可用来入菜，比如搭配清淡的白煮鸡、白灼虾，再适当地加一些主食，清香怡人，可谓健康饮食上品。

小心买到增重黑木耳

黄伟｜国家一级营养师、高级中式烹调师

雾霾来袭，被老百姓奉为防霾食材的黑木耳销售火爆。但事实上，靠吃黑木耳防雾霾太困难。且长期以来，木耳掺假现象屡见不鲜，利用各种手段给木耳增重尤其多见，购买时要当心。

黑木耳含有丰富的果胶，属于高纤维食材，秋冬季节食用一些非常好。但购买时可得多注意，因为一些不法经营者，利用各种手段对黑木耳掺假，影响黑木耳的食用价值。最常见的是把黑木耳放入硫酸镁、糖、碱、米汤等水溶液里浸泡，然后晒干，经过这样的"加工"，每500克黑木耳可以增重50~100克。更有甚者会在黑木耳中添加大量玉米淀粉，再用其他物质上色，处理好的黑木耳晒干后，每1000克可以增重到1500克，又大又肥，颜色黑亮。

买黑木耳时一定要学会鉴别其好坏以及真假（尤其是散称黑木耳）。先看黑木耳的"耳朵"，好黑木耳应该一面是灰白色，另一面是乌黑色，而且上面有些绒毛，色泽均匀；如果两面都是乌黑色，有的还有一些附着杂质，很可能是有问题的黑木耳。

此外，黑木耳本身卷曲紧缩，耳面较薄，但如果是用大量米汤和糖浸泡增重过的，就会显得肥厚，不那么卷曲且边缘较为完整。如果掰一下，加了淀粉的黑木耳晒干后会很脆，用手稍掰即碎断脱落（好黑木耳有韧劲）；而且，加了淀粉的黑木耳由于在二次晾晒过程中被微生物腐坏，会有异味或臭味。

除了警惕掺假黑木耳，其实，黑木耳本身也有好坏优劣，价格也有差异。黑木耳根据采收时间分为春耳、伏耳、秋耳，春耳耳大肉厚、泡发率高，伏耳稍差，秋耳色泽暗褐、朵型不一，有部分碎耳，购买时要注意。

"一把大豆一把菜"可防感冒

李园园｜营养与食品卫生学硕士、国家二级公共营养师

天气骤冷，身边很多人都感冒了。其实，冬季我们的免疫力容易下降，病毒、细菌就会趁机侵袭。给大家开一个"饮食方"，免疫力增强了，感冒也就不易找上门来。

一把大豆增蛋白

"饮食方"里第一个强调的就是蛋白质的摄入。蛋白质是抗体的物质基础，而抗体可以帮助人体与外界"异物"做斗争，维持正常免疫力。蛋白质含量丰富的食物有很多，如牛奶（或酸奶、奶酪）、鸡蛋、鱼、禽、虾、蟹肉、瘦肉以及大豆。特别值得推荐的是每天吃一把大豆，即 30 ~ 50 克黄豆、黑豆或青豆等，轻轻松松就能摄入丰富的蛋白质，且不会额外摄入胆固醇。

除蛋白质外，锌对免疫功能具有一定的调节作用。含锌丰富的食物主要有两大类：海产贝类和菌菇类。贝类不常吃，但牛肝菌、香菇、蘑菇、口蘑等菌类可每天适量吃点，其中的真菌多糖对提高免疫力也有帮助。另外，动物肝脏、小麦胚粉、瘦肉、山核桃中含锌也较多。

多吃深黄绿叶菜

深绿色蔬菜不仅含有维生素 C，还富含维生素 A。维生素 C 可以促进抗体的形成，其含量丰富的食物基本都是蔬菜水果，且越新鲜的越好，因为不新鲜的果蔬中维生素 C 容易被氧化破坏。维生素 A 不但跟视力有关，还可促进抗体形成，有利于维持呼吸道黏膜上皮细胞的完整性，增强纤毛的摆动能力。

这个季节，可适当多吃西蓝花、菜花、芥蓝、芥菜、荠菜、油菜等蔬菜，维生素 C 和维生素 A 的含量都很丰富。另外，猕猴桃、奇异果、橘子等也适合现在吃。

此外，动物性食物，如肝脏、鱼肝油等维生素 A 的含量也很丰富，可以多吃。同时，肝脏还是铁的好来源，铁的吸收率也高，这对抗体的产生也会起到一定作用。

冬天吃些冻豆腐

张晶｜国家二级公共营养师

我家的晚饭有一样永远不变的食材，那就是豆腐或豆制品，冰箱里永远会冻着几块豆腐。在冬天，冻豆腐成了家里的新宠，吸吮其中的汤汁是种绝妙的享受。

在饮食纪录片《舌尖上的中国2》中，还专门让冻豆腐做了回主角。冻豆腐是东北冬天最常见的食物，天寒地冻时节，把豆腐切成小块，然后放在户外，经过一夜就做成了冻豆腐。

低温下，豆腐中的蛋白质和水分子分离，冰冻后的水把豆腐均匀的质地变得像海绵一样，孔隙多、弹性好。这些小孔就像小容器，吃火锅或者做菜时丢进去，不一会儿它们就吸满了鲜美的汤汁，咬起来口感好又有层次。

我们自制冻豆腐时可以直接将豆腐放在冰箱冷冻室里，但若想口感更好，需要做些准备。把豆腐切好块，凉水下锅，放少量盐，待水煮开后，继续煮1分钟，将豆腐捞出过凉水，再沥干。经过这个程序后，再放入冷冻室里。

跟普通豆腐相比，冻豆腐虽然形态变了，但营养并没有变，都富含大豆蛋白、大豆异黄酮、大豆磷脂、矿物质等营养成分，并且还具有入味快、热量少、消化率高等特点。

这么好的冻豆腐如果只知道放在火锅里吃就太可惜了，它还可以搭配出很多菜肴。

西蓝花炒冻豆腐清淡又营养：将西蓝花掰成小朵，焯一分钟后过凉水，再与胡萝卜、冻豆腐一起翻炒，出锅前撒盐，点几滴香油。

如果嫌这道菜太素、太淡、可以再介绍一个豉香芦笋冻豆腐。将芦笋洗净，斜切成段，冻豆腐切成块，小红辣椒切碎。先爆香蒜末，倒入豆豉和小辣椒碎炒出香味，分别倒入芦笋和冻豆腐，淋入少许酱油，炒匀出锅。

需要注意的是，冻豆腐结构比较疏松，更容易入味，烹饪时最好少盐、少油。高脂血症的患者食用冻豆腐时，最好不要与肉类同煮，防止冻豆腐里吸收大量油脂，反而引起血脂升高。

粉条营养不如大米饭

王楠｜国家高级食品检验员、二级公共营养师

粉条是冬季炖菜必备材料，也是做包子或饺子馅必不可少的。因为易于存储，几乎每个家庭都会买很多放在厨房里。粉条虽然筋道好吃，但属于营养价值较低的淀粉加工品，营养还不及大米饭，不宜吃太多。

粉条、白菜、豆腐等是冬天最常吃的食材，做成炖菜，譬如白菜猪肉炖粉条，热乎乎的，吃起来口感非常好。粉条筋道、耐煮、口感好，根据制作原料不同，分为绿豆粉条、土豆粉条、红薯粉条等，尤其以红薯粉条品质最好。

不管是粗的粉条，还是细的粉丝，制作方法类似，都是选取绿豆或红薯等做原料，然后去掉原料中的蛋白质后制成的纯淀粉食品。精米白面虽然在精细化加工的过程中去掉了麸皮、胚芽等部位，但做成米饭和面条后，除了淀粉，还含有一定量的蛋白质和维生素。而粉条、粉丝却不同，制作过程中维生素几乎全部损失，矿物质也大半流失，营养价值极低，如果当作主食，真不如吃大米饭。因此，粉条、粉丝等纯淀粉制品不宜多吃。

注意，现在市面上有很多掺假或劣质粉条或粉丝，购买时注意鉴别。可以先看颜色，绿豆粉丝颜色偏白，在光照下显得银光闪闪的；而豌豆粉丝虽然颜色也是洁白的，但相对于绿豆粉丝，韧性有所降低。大家爱吃的红薯粉条应该呈半透明状。另外，好的粉条无异味，劣质粉条有异味。如果用火烧，加了滑石粉等非法添加剂的劣质粉条，燃烧后会有硬团粒物质。

身体劳累吃点山药

王静 | 北京营养师协会会员

冬季要吃些补益身体的食物，山药就是很不错的选择。山药营养丰富，又容易消化，不同人群都可以食用。生活不规律、压力过大，容易出现不思饮食、腹泻等情况。年底工作压力大，身体难免感觉劳累，这时建议吃点山药。

山药不仅可以补益身体，还有收敛止泻的作用，可以喝点山药粥或蒸山药吃，增强脾胃功能，还能促进消化，减少腹泻的发生。

市面上我们最常见到的有面山药、菜山药、铁棍山药和山药豆等。一般来说，面山药上面的毛须比较多，上面的根痕也多，因为其淀粉含量较多，最适合蒸着吃、煮粥吃或炖着吃；而菜山药上的毛须较少，表皮相对光滑，可以和其他蔬菜、肉类一起炒着吃，最常见的就是山药炒木耳，清淡营养；铁棍山药质地细腻，大概和我们的拇指一般粗，蒸着吃有股淡淡的甜味；山药豆的口感和营养价值与山药差不多，煮粥吃营养价值较高。

萝卜鲜藕汁治口疮

来要水 | 解放军309医院中医科主治医师

从中医的角度来说，口腔溃疡属于"口疮""口糜"范畴。中医认为口疮虽生于口，但与内脏有密切关系。宋代医书《对济总录·口齿门》就曾说道："口疮者，由心脾有热，气冲上焦，重发口舌，故作疮也。"所以，有心火、有脾热是造成口疮的原因之一。

那么怎么才能降心火、清脾热呢？这里告诉大家一个中医治疗口疮的方子，它的用药非常简单，就是我们平时常吃的萝卜和鲜藕。

取生萝卜2个，鲜藕500克，用清水洗净，不用去皮，放在洁净器皿内捣烂，用双层消毒纱布绞取汁液，含漱2～3分钟后咽下。每天数次，连用3天，有助于口疮的痊愈。为了保证效果，咽下之后 10 分钟内不要进食或饮水。每天含漱的次数可以根据自己的实际状况而定，但是一天不能少于 3 次，最好是将其汁液放在手边，想起来就含上一口。

萝卜和鲜藕，为什么能治疗口腔溃疡呢？这还要从它们自身的特点说起。中医认为：萝卜性平，味辛、甘，入脾、胃经，具有消积滞、化痰止咳、下气宽中、解毒等功效。《本草纲目》中提到萝卜能"大下气、消谷和中、祛邪热气"。体内的邪火去掉了，口腔溃疡自然不药而愈。鲜藕味甘多液，能清热凉血、益血生肌，增强人体免疫力，所以不但能促进口腔溃疡创面愈合，还能有效防止病症复发。

🌿 冬季进补，萝卜开道

李春华｜成都中医药大学附属医院药学部博士

一年四季中只有冬天是天寒地冻、万物闭藏，因此，此时进补一些温热的食物或药物，最不容易上火，进补也可达到事半功倍的效果。

当然，进补也是有讲究的，我身边就有很多人常存在虚不受补的状况，吃点人参，血压就骤升。还有些人用点黄芪、地黄等，也会出现脾胃胀满的情况。其实呢，这是因为脾胃里面有痰湿、毒素等垃圾堵在那里，所以此时服用补药，不但不能达到补身的效果，反而会加重积滞。所以在补虚的同时，应该先做好内在的清理工作。

如何清理？我有个屡试不爽的秘方，喝点"白玉清肠水"，好好洗洗肠道。

那这个"白玉清肠水"到底是什么东西呢？其实就是白萝卜汁。选一根 1000 克左右的大白萝卜，洗净削皮，切成丁。再加入几片姜以平萝卜的寒气，放入榨汁机打成汁，再兑入适量蜂蜜搅匀就成了。

白萝卜有"赛人参"的美誉，中医认为它能下气、消食，除疾润肺、解毒生津，利尿通便。也就是说，它具有清洁肠胃的作用。每个月吃上几次，既能增强肠胃之气，又能将体内淤积的毒素、浊气通过大小便排出去。大小便明显正常了，身体由内而外地清爽，吃补品也就不容易上火了。

此外，冬季气候很燥，每个人的火气都很大、情绪也容易激动。尤其是老人家血管很脆弱，在这种气候下，一着急血压更容易升高，若是适当喝点白萝卜汁也可以清理内火，不让情绪产生太多波动。平时胃口下降了，或者排泄不好时，也都可以喝一喝。古人告诉我们要"冬吃萝卜"的道理就在这里，既能补又能清。但是要注意的是，脾胃虚寒，像吃点凉东西就胃疼，不舒服或恶心、呕吐、爱拉肚子的朋友，不适合长期服用。

🌿 服中药慎吃萝卜

袁建业 | 上海中医药大学附属龙华医院脾胃科

中医认为，冬天人体阳气在里，吃些萝卜可以清除内热和郁积在体内的浊气。冬天天冷，人们喜欢温补，过于滋腻则会内生湿热或火气，吃些萝卜可以化解。

门诊中，很多患者问吃中药时能否吃萝卜，这要看吃中药的治疗目的和方药中的药物是什么。多数人所指的萝卜是白萝卜。白萝卜甘寒、有行气通便的功效。正常人和有些腹胀、大便不通的患者吃些萝卜（煮、炒、炖甚至榨汁饮用都可）会有好处，可以理气，清内热，有助于身体气机通畅。

服用比较滋补，尤其是补气虚的中药，患者中气不足需要中药补益，这时少吃点萝卜问题倒不大，多吃可能会降低疗效。另外，人参不能与萝卜同服。具体如何，最好咨询医生。

大葱加热后味道最好

史军｜中国科学院植物研究所植物学博士

在众多蔬菜中，葱大概是味道最多变的了。生吃时刺激，烤过后软糯，油煎后焦香。要想利用好这调味百变之王，一定要掌握好挑选和烹制的关键点。

市场上葱的种类很多，但尤以大葱的地位最高。大葱的原产地在我国西部以及相邻的中亚地区，算得上华夏大地最早栽培的蔬菜之一。根据葱白的形态，可把葱分成长白型、短白型和鸡腿形。葱白既是选葱的关键，也决定了葱在烹调中所扮演的角色。

长白型的葱白比较长，这类大葱辣味比较平衡，适合生吃，我们平常说的章丘大葱和京葱（品种名是北京高脚白）就是长白型的典型代表。与长白型比起来，短白型的就会更辣一些，其葱叶适合做凉拌菜。至于鸡腿型的大葱，辣味堪称高等级，作为调料和配料都不错，但不太适合蘸酱生吃。

葱的辣味来自于特有的含硫化合物（通常是蒜氨酸类物质），一旦大葱的组织受到损伤，就会在蒜氨酸酶的作用下分解成一组复杂的化合物，葱的辣味因此显现。一般来说，葱叶部分的辣味物质含量要低于葱白部分，所以凉拌菜大多用葱叶，而煎炒烹炸通常用葱白。

不过，即使是葱白，在熟制之后，辣味也会变温和。这是因为，其中的含硫化合物含量在加热 15 分钟后会迅速降低，30 分钟之后就会消失殆尽。而保留下来的物质（正丙硫醇）有特殊的肉香味，我们制作葱油就是要取其煸出来的肉香味和焦香味。

但要注意，葱叶并非煮的时间越长越好。在上海水产大学的一项试验中发现：加热 15 分钟的葱白和葱叶最受欢迎，而最不能让人接受的则是那些加热 30 分钟的样品。这时的大葱虽完全不辣嘴，但已经稀烂，还多了几分蒸煮的杂味，比青葱的辛辣还要难于入口。所以，很多菜肴都必须在出锅的那一刻撒上葱花，端上桌时，恰恰是最美味的。倘若之前就放入锅中，那只能增味加不舒服的味儿，不能添香了。

🌿 一根大葱三味药

史金鹏 | 国家中级中式烹调师、国家二级公共营养师

葱不仅是厨房的必备调味品，也是药食两用运用最广的食材，葱全身都是宝，葱白、葱叶、葱须价值各有侧重，可谓一根大葱三味药。

❋ 葱白：缓解风寒感冒

葱白，也就是大葱近根部的茎，这是其主要的药用部分，其气味辛辣，性温。现代药理研究表明，葱白有发汗解热的作用，可健胃、利尿、祛痰。

尤其是对于冬季出现的风寒感冒、鼻塞流涕，可用葱白与生姜、红糖同煎，做成"姜糖葱白饮"服用。古方还有"葱豉汤"（葱白和豆豉煎成的汤），民间的"三根汤"（葱根、白菜根、萝卜根一起煮汤）等，都对预防感冒有一定作用。切一段葱白放在鼻下，还可以缓解因鼻塞造成的不适感。

❋ 葱叶：有助解毒消肿

葱叶除了含葱白中所含有的营养成分外，其他许多营养成分都优于葱白。例如葱叶中的维生素 C、β- 胡萝卜素、叶绿素、镁的含量，都明显高于葱白。既可以把它看作是一种调味品，也可以把它当成绿叶蔬菜。由于绿色的葱叶中含有丰富的叶绿素，而叶绿素有一定的解毒消肿的作用，外用内服皆可见效。《食疗本草》就有介绍如何用葱叶治疗肿痛："葱叶、干姜、黄柏。相和煎作汤，浸洗之。"《独行方》中有"治水病两足肿者：锉葱叶及茎，煮令烂渍之，日三五作"的记载。

作为日常食物，可用葱叶来烙葱花饼、做凉拌或配菜用，当然要选择新鲜的葱叶，如果是发黄枯萎的葱叶，就择去不要了，以免影响口感和营养。

❋ 葱须：抗氧化能力强

台北医学大学药学系教授杨玲玲曾以实验发现，在烹调时总被丢弃的葱须，多酚、蛋白质和多糖类物质含量较丰富，在清除自由基能力以及免疫调节能力等方面都稳居葱白、葱叶和葱须这三部位之首。

葱须可以用来泡酒。从实验中发现，葱须经过酒精浸泡后，释放出较多蛋白质、多

酚类和多糖类等营养物质，且清除自由基的效果更好。因此，平时烹调不用的葱须洗净沥干后，泡进米酒中，一段时间后可用此酒来烹调；还可用洗净的葱须炝锅，为菜品添香；也可以用葱须来做养生汤。葱须 3 ～ 5 克，枸杞子 20 颗、黄芪 20 克，红枣 4 ～ 6 颗，煮服后可缓解风寒感冒、偏头疼。

🌿 胡萝卜对眼睛有益

李洋 ｜ 食品工程学硕士、国家二级公共营养师

　　常会听到不少妈妈们教育孩子："胡萝卜对眼睛好，吃了可以预防近视。"其实，她们只说对了一半，胡萝卜确实对眼睛好，但并不是因为预防近视，而是可以预防夜盲症和干眼症。

　　胡萝卜最主要的营养成分是 β- 胡萝卜素，它在体内可以转化为维生素 A。维生素 A 对人体的代谢有多种重要作用，其中一项是构成视觉细胞内的感光物质。人在暗光下的视力和从强光转到暗光时眼睛的适应能力都离不开维生素 A。缺乏维生素 A 会降低眼睛的暗适应能力，严重时会导致夜盲症。维生素 A 还可以维持皮肤黏膜层的完整性，缺乏的话会导致结膜或角膜干燥，泪腺分泌减少，严重时甚至失明。因此，作为维生素 A 良好的植物性食物来源，胡萝卜对于明亮双眼确实有好处。

　　至于我们常说的近视，它一般是由于遗传、发育以及不良的学习、工作习惯等环境因素，导致眼睛的结构发生改变，从而使眼睛看不清远处的物体。它与夜盲症、干眼症的成因不同，因此吃胡萝卜并不能够预防近视。

　　如果真想通过食物预防眼部疾病的发生，仅仅靠补充维生素 A 是不够的。眼睛的健康和明亮是多种营养成分共同作用的结果。比如叶黄素和玉米黄素可吸收透过眼球到达视网膜的有害蓝光，延缓视网膜的氧化衰老，对于中老年人的黄斑病变和白内障有一定的预防作用。二者通常来源于深绿色蔬菜以及橘黄色蔬果中。

　　此外，具有抗氧化性的维生素 C、维生素 E 和花青素等，可延缓眼球功能的衰老。其主要来自各种新鲜蔬果，如各种蓝紫色和深红色食物。另外 B 族维生素可以保护眼睑、结膜和角膜，缓解眼部疲劳，预防炎症。其充足的供应离不开全谷物、坚果类和豆类食

物的帮助。

提示： 饮食中丰富的营养成分只是预防近视、保护视力的一个方面。正确的用眼习惯、适当的运动等，都有助于消除眼部疲劳，维护眼部健康。

🌿 醋烹豆芽更加脆嫩

李文冬｜国家高级中式烹调师

豆芽饱含水分，在烹炒时易出汤，容易软蔫，炒时如果用醋烹一下，可使豆芽既能断生，又不出水软化。因醋酸对蔬菜中的蛋白质有明显的凝固作用，能使豆芽增强脆性；同时豆芽含有较丰富的维生素，炒时易被氧化而遭破坏，放醋可以达到保护维生素的目的，做到既美味又不失营养。

🌿 甜酒酿是美容餐

舒兰婷｜国家二级公共营养师

甜酒酿又称江米酒、醪糟，由糯米经过蒸煮、微生物发酵后制得，其酸甜可口，且富含多种氨基酸、有机酸、维生素和各种矿物质，营养丰富，常被作为女性的美容餐。

推荐一款酒酿做成的甜酒酿鸡蛋，简单且美味。将若干红枣洗净，鸡蛋打入碗中打散备用。红枣放入锅中，加入适量水煮开，再把鸡蛋液倒在锅中煮开，最后倒入甜酒酿，加少许白糖或蜂蜜搅拌均匀即可关火。注意甜酒酿不要煮太久，倒入锅中后马上要关火，不然容易破坏其中的营养成分。

鸡蛋中含有丰富的蛋白质、B 族维生素、维生素 A、维生素 E 以及硒等有益元素。

此外，鸡蛋还含有大量的抗氧化物质，可以抗衰老，阻止黄斑产生。红枣是天然的美容食品，可益气健脾，促进气血循环。

鸡蛋、红枣与酒酿一起煮，会产生有利于女性皮肤的酶类与活性物质，促进营养成分的吸收，常喝的话会让皮肤细嫩有光泽，脸色更加滋润动人。另外，女士生理期前喝些甜酒酿，还有助于缓解痛经。

南瓜是否带皮吃要因人而异

冯文霞｜国家二级公共营养师

冬季是吃南瓜的好季节。网上有不少声音建议南瓜带皮吃，理由是南瓜皮中的膳食纤维有助于延缓血糖上升。吃南瓜皮是多多益善吗？其实这要因人而异。

南瓜如果带皮吃，皮中的膳食纤维对于延缓血糖上升的确有重要的价值。这是由于南瓜皮中含有果胶、淀粉和糖分等营养成分，果胶作为一种膳食纤维，有较好的吸附功能，可以延缓肠道对糖和脂质的吸收。

然而，南瓜皮的这种功效也不能一概而论。对于胃肠功能强、消化能力强的年轻人来说，吃点南瓜皮确实有促进肠胃蠕动、预防便秘等作用。但对于胃肠蠕动慢、消化功能较弱的小孩子和老年人来说，南瓜皮和粗粮一样，吃多了难以消化吸收，反而会增加便秘的可能性。对于胃溃疡患者，食物要尽可能做得细致柔软一些，不至于对溃疡面造成刺激。此时如果吃了南瓜皮会加重疼痛，这无异于雪上加霜。另外，南瓜瓤和南瓜皮一样，也属于"纤维素"，人体消化吸收起来也比较困难。建议老年人可以吃蒸熟了的南瓜皮，且尽量少吃些。

值得注意的是，市面上不同品种的南瓜，如橙红色的磨盘南瓜、绿皮的密本南瓜等，从营养成分来说差别不大，只是口感和烹调方式略有差异，有的南瓜品质较绵，适合炖、蒸或做粥，而品质较硬一些的则适合清炒。

提示： 吃南瓜皮时，尽量选择那些表面无疤痕、光滑干净的南瓜，而且一定要做熟了吃。煲汤、和肉一起炖或蒸着吃，都是不错的选择。

西蓝花炒着吃是否更防癌

卞华伟｜中山大学附属第三医院营养科副主任医师

西蓝花防癌的报道，国内外屡见不鲜。吃法上，也是众说纷纭。有说炒着吃，有说煮着吃，还有说蒸着吃最防癌。究竟怎么吃，老百姓很多时候也是一头雾水。其实，西蓝花的吃法取决于你想吸收它里面的哪一种成分。

西蓝花的维生素 C 含量较一般蔬菜高一些，如果想吸收西蓝花中的维生素 C，那么最好的方法是煮着吃或者蒸着吃，快速煮熟或者蒸熟均可。加工的时间不要太长，菜色最好还能保持在亮绿色。

但是要说现在研究最多的植物性食物的防癌作用，那就是指西蓝花含有一定量的黄酮类物质，这是一类高效的抗氧化物质，比我们常说的维生素 C、维生素 E 的抗氧化能力更强。黄酮类的物质大多是脂溶性的。何谓脂溶性，就是这种成分在有脂肪存在时，可以从食物中析出而溶于脂肪中。即要有脂肪参与，才能更好地吸收。这时，若想提高身体对西蓝花中的黄酮类物质的吸收率，我们可以炒着吃或者用沙拉酱等富含油脂的东西拌着吃，相比之下，炒着吃可能更符合中国人的饮食习惯。有脂肪存在的情况下，吸收率会比较高。如果没有油，完全煮着吃，那黄酮类成分的吸收率是极低的。

因此，食物中的两个不同成分，因为其理化性质的区别，吃法也不同，不是说哪种吃法更为优秀，而在于选择哪种成分在哪种情况下对身体健康更有益。同样道理还有胡萝卜中的 β- 胡萝卜素，生吃很难吸收，一定要炒着吃、焖着吃，有油脂参与才能促进其消化吸收，因为这些物质是脂溶性的。

另外，西蓝花有很多花簇，如果直接在上面切会掉下来很多。我们可以将清洗后的西蓝花，用剪刀从根部开始剪或用手掰，避免浪费。需要注意，虽然西蓝花含有具有抗癌作用的黄酮类物质，但由于其有效成分的含量远达不到药物性的治疗剂量，因此，仅是因为吃西蓝花就想治疗癌症，那就显得太力不从心了。

关注：上班族营养早餐

王潍青｜国家二级公共营养师

　　冬天到了，起床成了件困难事儿，很多上班族宁可牺牲掉吃早餐的时间，也要多赖一会儿床。其实，早起十分钟，就能为自己做顿营养丰富的早餐。

　　最近两年，我一直坚持自己做早餐，每天在微博上晒早餐。坚持一段时间后，发现吃顿营养丰富的早餐再也不是一种奢求，而是一种习惯。吃厌了包子配粥的简单早餐吗？来看看我的早餐吧。

　　早餐来个菜，一点不奇怪。银耳清炒鲜油豆皮，主食为馒头，在酸奶中滴两滴亚麻籽油，再吃几颗核桃，一顿丰盛的早餐就好了。油豆皮切成一指宽，提前把银耳放入锅中，再下油豆皮，翻炒几下，撒入香菜，鲜美营养的早餐就做好了。

　　嫌麻烦的话可以煮现成的饺子吃，还可搭配凉拌海带丝，吃几颗无花果也不错。这顿简便的早餐很适合早餐时间紧张的上班族。提前包好的水饺方便快捷，有面有菜，海带丝酸爽开胃，从早晨开始就给你清新的感觉。

　　冬季是吃山药的好时候，早餐还可以做个醋熘木耳山药片，主食来个清汤龙须面，打个荷包蛋，再吃个橘子，喝杯酸奶。别觉得我吃得多，这可是为一天中最重要的上午在储备能量呢。山药用天然的米醋翻炒，每一片都顺滑清脆。

🌿 品品腊八味

腊八粥、腊八蒜、腊八面都是腊八节的传统食物，一起来看看营养师都怎么吃。

❀ 腊八粥

孙瑞刚｜国家二级公共营养师

一碗腊八粥里的原料，少则四五种，多则十几种。不过，食材也可以根据体质来挑选。腊八粥里可以放粗粮、豆类、坚果，还可以加点水果干。

消化不良的人吃的腊八粥里，应少放黄豆、黑豆等不太易于消化的食材，适当多放点暖身的糯米、养胃的糙米、怀山药和带皮南瓜，烹调前要充分浸泡，煮后就会更柔软，更易消化。

糖尿病患者的腊八粥不要加入糯米和白米，宜用燕麦、大麦来增加黏稠感，同时要多放些豆子，以便控制血糖的上升速度。

正在减肥的人喝腊八粥重在咀嚼感和饱腹感，也要少加糯米和大米这种不太容易消化的配料，不加糖，多加皮比较厚的淀粉豆类，比如各种芸豆、红小豆等，让粥的质地软而不烂。孩子们的腊八粥，不妨加些切碎的坚果仁和水果干，增加香甜的口感。

❀ 腊八蒜

师伊荣｜国家二级公共营养师

蒜四季都能腌，不过尤以冬天腌制的为佳。腊八蒜，就是在阴历腊月初八这天来泡制的，腌出的成品颜色翠绿，口味偏酸、微辣。

腌腊八蒜很简单，将剥了皮的蒜瓣儿（选紫皮蒜）放到一个密封的罐子等容器里，倒入醋（我一般用米醋），封口后放到一个比较冷的地方。冬天温度低，可以激活蒜酶，使其变绿。如果屋里温度较高，则应该把腌蒜瓶放入冰箱冷藏室。慢慢地，泡在醋中的蒜就会变绿，最后会变得通体碧绿，这是因为其中的含硫物质在酸性、低温条件和蒜酶的作用下发生变化，生成蓝色和黄色两种含硫色素，两种颜色叠加显示出绿色。

经过腌制的大蒜不但保留了原有大蒜的生物活性作用，而且有蒜香又不辣，酸爽可口，减少对胃肠的刺激，同时可解腻祛腥、助消化，是吃饺子和面食的最佳佐料，也可用来拌凉菜。

✿ 腊八面

高芳 | 国家高级公共营养师

不少地方腊八节并不煮腊八粥，而是吃腊八面。虽是腊八面，不同的地方也有一些差异。

如山西、河北、天津等地吃的腊八面是在腊八粥的基础上改良来的，面里有米有豆，小米、黄豆、核桃仁、芝麻、花生米、青菜、菠菜、黄花、黑木耳、豆腐等都用得上。先把小米、黄豆、花生米等耐煮的食材放在锅里煮 1 个小时，然后再放入核桃仁、芝麻、豆腐、黄花、黑木耳煮 10 分钟左右，最后放入青菜和面条同煮，加调味料调味即可，就是所谓的一锅面，直接从锅里盛出即可。

而陕西人吃的是有臊子的腊八面。吃面重在臊子，将萝卜、白菜、绿菜等切成长条，加点蒜苗、豆腐、粉条及肉丁、排骨等烩一下，熟时加入调料，臊子就做好了。面是宽宽的长面条或者切成菱形的面片，煮熟捞出后加入臊子，爱吃辣的再加一些油泼辣子，会更美味。

❧ 冬季常吃新"三宝"

彭骞 | 湖南省儿童医院主管药师

立冬过后，天气越来越寒冷，在寒冷的天气中，许多白领女性都爱选择一些补益的食物来调整自己日常的饮食，比如冬季"三宝"：冬枣、冬甘蔗、冬瓜，以此来达到养生和养颜的目的。这里我要向大家推荐冬季养生新"三宝"：核桃、榛子、板栗，又称坚果"三宝"，是人们冬季养生不错的选择。

✿ 核桃

核桃仁是中成药的重要辅料，有补肾固精、润肺止咳、化痰定喘、顺气补血等功能，对肾虚、尿频、咳嗽等症有很好的疗效。核桃含有大量补脑益智的营养成分，如卵磷脂对脑神经有良好的保健作用，非常适合经常用脑的白领女性食用。由于其含有丰富的植物油，和动物油相比，对"三高人士"来说较为安全，可以适当食用。嚼些核桃仁，还可缓解疲劳和压力。

✿ 榛子

榛子性平、味甘，有调中、开胃、滋养气血、明目的作用，适用于食欲不好、乏力、形体消瘦、病后体虚、视物不明等症。由于榛子含有人体不能自身合成的不饱和脂肪酸，可促进胆固醇的代谢，软化血管，从而防治高血压、动脉硬化等心脑血管疾病，对糖尿病、夜尿多等肺肾不足之症也颇有益处。

✿ 板栗

板栗又名栗子，性温，味甘平，含丰富的不饱和脂肪酸、维生素和矿物质，有补肾壮腰、强筋健骨、健脾和胃、活血止血、延缓衰老的作用，适用于肾虚、腰膝酸软无力、筋骨疼痛、骨质疏松、尿血、便血等症。板栗是中国特产，素有"干果之王"的美誉。唐代孙思邈称板栗为"肾之果也，肾病宜食之"。明代李时珍称板栗有驱寒、止泄之功。

坚果因富含植物油和蛋白质，所以往往不好消化，可尝试在吃法上多下点工夫。比如把果仁碾碎，做糕点时放进去，或者加在牛奶、酸奶、冰淇淋里，做成坚果乳、坚果奶等，或者做成菜品，会更加容易入口。

核桃是镇咳平喘之宝

温长路｜中华中医药学会学术顾问

据《本草纲目》记载，有位叫洪迈云的老者，有喘咳多痰的毛病，他以核桃三颗、生姜三片，卧时嚼服，饮汤两三口，如此坚持数日，不久就痰消嗽止了。

这个方法虽然简单，但配伍巧妙。以核桃肉补肾纳气、平喘为主；以生姜温散肺气、镇咳化痰为辅，两者共奏补肾纳气、镇咳化痰之功。当然了，这个方法主要是针对肺肾不足之虚寒喘咳、久咳不愈这类咳喘的，这类咳喘的特点是舌色淡、舌苔白、痰量多、质稀、色白。如果是黄痰、黄鼻涕者，属痰热咳嗽，就不能用核桃了。

此外，止寒咳喘，还有一个验方，叫"红糖炒核桃仁"，方法也很简单，将核桃仁掰成小块，将红糖在锅内炒化后投入核桃仁，慢火煨炒，二者很快就粘在一起了。其中，核桃仁补肾纳气，红糖温中驱寒，故有止咳之效。

核桃是个健康果

曹淑玲｜国家二级公共营养师

在常见的坚果中，核桃可谓是最"贴心"的！为什么这样说呢？因为核桃是坚果中抗氧化性最强的一种坚果，而且其中富含不饱和脂肪酸，非常有利于心血管健康。

都知道吃坚果对"心"好，而在杏仁、花生、开心果、榛子、腰果等常见坚果中，核桃的抗氧化活性高居榜首。其中的抗氧化物质几乎都在核桃仁表面的那层褐色薄皮里。

因为褐色的表皮会让核桃仁吃起来口感很涩，很多人吃之前会想尽各种办法撕掉。这里告诉大家，这层皮是坚决不应去掉的。

因为核桃仁表皮带来的涩味就是具有强抗氧化能力的多酚类的典型味道，吃起来涩味越浓，抗氧化性一般就会越强。而且，这层褐色的表皮还起到了重要的保护作用，能延缓核桃氧化变质的速度。

核桃中的脂肪多为不饱和脂肪酸，特别是亚油酸含量较高（脂肪中含有 70.7% 的亚油酸和 12.4% 的亚麻酸），这些不饱和脂肪酸对缓解和防治心血管疾病有一定的益处。而且，它们还是大脑组织细胞的主要结构脂肪，充足的亚油酸和亚麻酸摄入也有助于提高大脑的工作效率。

核桃除了对心血管有益之外，也是非常好的冬季"护肤果"。核桃中含有丰富的维生素 E，对皮肤有好处。而且，亚油酸能促进皮肤发育和增加皮肤营养，有利于滋养毛发。当人体缺乏亚油酸时，皮肤会显得干燥、肥厚，因此，核桃是理想的肌肤美容剂。

核桃的蛋白质可与肉类媲美，膳食纤维含量也丰富，而且含有丰富的钾、钙、镁、锌等人体保持健康必需的矿物质元素。坚持每天适当地食用一定量的核桃仁，才能将核桃对健康的益处才能发挥出来。千万不要在一边看电视时一边吃，那样容易在不知不觉中吃过量。

❦ 凉板栗吃了易腹胀

高睡睡 | 国家二级公共营养师

板栗不像核桃、榛子、杏仁等坚果富含油脂，其淀粉含量高，跟杂粮差不多，多吃不好消化，尤其是放凉后的板栗，最好加热吃，否则易造成腹胀不适。

板栗跟核桃、花生等都是坚果，但老百姓常说，栗子比米饭耐饱，这是为什么呢？

每 130 克熟栗子能剥出 100 克栗子仁，提供 880 千焦左右的热量和 4.8 克蛋白质，而 100 克熟米饭（一小碗）只能提供 500 千焦热量、2.6 克蛋白质。也就是说，相同重量的熟栗子仁和熟米饭相比，栗子水分少、干货多，提供的热量与蛋白质差不多是米饭的两倍。此外，栗子中的膳食纤维是米饭的 4 倍，因此，栗子比米饭饱腹感更强、血糖反应更低、耐饿时间更长。

这样看来，板栗确实不好消化，一次不宜吃太多。更重要的是，板栗趁热吃还不要紧，如果放凉吃，则更不好消化。因为凉栗子中的淀粉会有部分"回生"（淀粉结构变化，消化吸收率下降），回生的淀粉很容易穿小肠而过，成为大肠细菌的食物，造成产气腹胀。因此，食用时一定要注意。

总结： 板栗富含 β-胡萝卜素、B族维生素，熟板栗中维生素C含量是苹果的10倍左右，当零食吃或在饭菜中放几颗即可。

栗子乌黑发亮要慎买

黄伟｜国家一级营养师、高级中式烹调师

每到秋冬季节，大街小巷到处都是糖炒栗子的香味。提醒大家，糖炒栗子要慎选，尤其是一些颜色异常乌黑发亮的，最好不要购买。

栗子虽然属于坚果类，但其淀粉含量高，脂肪含量也是其他坚果的 $1/5 \sim 1/3$，是秋冬应季的营养食物。现在市面上的栗子产品大多是糖炒栗子，主要是加入糖和少量油进行炒制，以便让栗子表面颜色更亮，吃起来香味更浓。

正常的糖炒栗子的颜色是褐红色的，并不是非常的乌黑发亮。如果板栗外表皮过于黄亮或乌黑发亮，摸起来光滑不黏手，且放一段时间还保持这个颜色，有可能是加入石蜡炒制而成的。石蜡本身对健康并没有太大的副作用，可一旦商贩用的是工业石蜡，情况就大不同了。工业石蜡成分比较复杂，含有致癌的"多环芳烃"类物质，对脑部神经和肝脏都有损害。因此，碰到这种异常乌黑发亮的糖炒栗子，千万不要购买。

为了让板栗吃起来口感更好，炒制过程中都要加糖，但我们得提防不法商贩添加"糖精钠"（食用过多糖精钠会影响人体消化道的吸收功能，而且糖精钠在高温炒制过程中还会生成一些致癌物）。如果糖炒板栗添加的是白糖，吃起来就有白糖的甜味，而如果刚吃时嘴里特别甜，但过一会儿嘴里略微有点苦味，说明很可能加了糖精钠，要小心。

最后提醒大家一点，栗子不要买开口的。用糖炒制以后，板栗表面很黏，如果板栗是开口的，会把一些杂质和有害物质带入到栗子肉里，而且，炒制过程中还可能让里面的营养成分流失。

🌿 光亮滑腻的瓜子有问题

李园园 | 营养与食品卫生学硕士

瓜子是最容易出问题的坚果，容易出现虫蛀、染色、储存不当导致霉变等，尤其是散装瓜子。如何选购更安全的瓜子呢？大家都得学几招。

近年来，小小的瓜子竟然也被推上了食品安全的风口浪尖。瓜子经常发生油脂氧化变质、虫蛀、发霉等问题，即使是大品牌的包装产品也不例外。而且，一些散装瓜子还存在染色的问题，某些不法商贩还会使用非法添加物滑石粉，以增加瓜子等炒货的光泽度，有的还会非法添加明矾，让瓜子不容易受潮或变软。

散装瓜子不易监督管理，是瓜子出现问题的重灾区。而很多人喜欢买散装瓜子吃，因此，选购时要格外细心。从市场买来散装瓜子，要观察以下几点。

①瓜子的颜色和外表

从市场买来所谓的"绿茶瓜子"，其外表很光滑，呈现绿油油的颜色，很可能是染色瓜子。

②摸瓜子的表面质地

瓜子表面本来有自然的纹路，每粒瓜子都有不同程度的凹陷。如果瓜子有异常的滑腻感，有可能被用滑石粉处理过。

③虫眼多的已被污染

抓一把散装瓜子，瓜子虫眼多说明已经受到生物污染了。而且，有虫眼的瓜子多是储存不当，还易受到米曲霉等微生物污染，产生有毒有害物质。

④酸、涩、甜味异常

如果瓜子吃起来有酸、涩、甜等口味，不要买，可能使用了大量的添加剂，如柠檬酸、甜蜜素，甚至一些超出规定范围的添加剂。有些散装瓜子储存时间较久，容易吸潮变软，甚至产生异味（已产生生物和化学变化），坚决不要购买。

通过以上4点，可基本判断自己买的散装瓜子是否安全。但建议少买散装瓜子，尽量选择大品牌的包装产品。瓜子油脂含量较高，储存时间越久越易发生氧化，还可能受到微生物污染，品质大大降低，最好买生产日期临近的。不论是绿茶瓜子、大蒜瓜子、奶油瓜子还是香草瓜子等，其实都与绿茶、大蒜、奶油、香草无关，而是与香精、香料有关；还会被添加用来调味的柠檬酸、甜蜜素等，且多含有盐；而原味瓜子没有香精、香料的掩盖，使用的瓜子质量一般较好。

冬天炖肉，水果来帮忙

辛红军｜中国烹饪协会西餐委员会理事

俗话说，冬令进补，防病强身。老百姓都知道，冬天要多吃些肉类食物，给身体积攒营养和能量。但要注意，吃肉一定要适当，而且，建议用水果将肉腌制处理一下，使得肉质细嫩，更好消化，营养也更丰富。

说起水果与肉类的搭配，最有名的恐怕要数咕噜肉了，这道菜酸香浓郁又健康美味。此外南方还有很多水果和肉类、海鲜进行搭配的菜式。除了肉类和水果搭配，我们在家烹制肉类菜肴也可以用水果腌制各种肉类，提升营养消化吸收效率。但是可以用来腌肉的水果肯定要多汁，而且必须是酸性的水果，譬如橙子、木瓜、柠檬、苹果、芒果、菠萝、葡萄等，能使肉类纤维被软化，烹制后口感很嫩，容易嚼烂，而且带有清新的果香味。

我们可以用木瓜腌牛肉，用橙子片腌鸡肉，用苹果汁处理猪肉，用柠檬来提升鱼肉的味道等。就拿木瓜来说，木瓜酶能分解肉中的蛋白质，使其细嫩，但一定要选用青木瓜，不是黄木瓜。烹制时将牛肉切成片或条，青木瓜去皮切成大片（也可榨汁，每1千克牛肉用一个木瓜），与牛肉搅匀，加白糖和蛋清搅拌均匀，放少许干淀粉拌匀，腌渍30分钟后烹饪。

苹果能使猪肉变得细腻，口感鲜美又清淡。猪肉切块，用水焯煮后洗净备用，苹果去皮榨成汁，生姜和洋葱切碎，将苹果汁、生姜、洋葱与猪肉充分搅匀，撒上盐和黑胡椒腌制20分钟后烹饪。用橙子腌鸡肉的方法也类似，橙子切成片铺在鸡肉上，有助于肉质变细嫩，达到使肉质嫩化的效果。

注意：水果直接与生肉和牛鱼接触后，不要再拿去食用，如果想吃的话，可以与主料一起烹煮后再食用。另外，水果腌肉的时间要控制好，1千克肉腌渍的时间为20～40分钟，如果时间过长，肉质反而变得不好，因此，要掌握好腌渍时间。

冬天羊肉这么吃

时阳｜国家二级公共营养师

羊肉是冬天滋补身体的好食材，但膻味处理不好，会让很多人敬而远之。其实，只要烹饪得当，就能美味与营养兼具。

炖羊肉留住营养　羊肉肉质细嫩，容易消化，且跟猪肉相比，不饱和脂肪酸含量较多，胆固醇含量相对较低。因此，在寒冷的冬天，羊肉是"红肉"中是不可多得的荤菜之选。

炖羊肉的营养保留相对最好。炖羊肉可搭配一点白萝卜块和土豆块，帮助吸收羊肉的膻味，也能让萝卜、土豆充满肉香。经过焯、炒等前期处理后，把羊肉放入砂锅中，加大料、桂皮、香叶和清水炖煮 50 分钟，再加入红枣、枸杞子，喷香扑鼻。

葱爆羊肉暖暖身　北方的冬天很冷，适合吃羊肉来暖暖身子。一到冬天，我家冰箱里就存着一些羊肉片，随吃随用。有时做火锅，有时来葱爆，吃得舒服又温暖。葱爆羊肉是清真名菜，也是我家冬天上桌率最高的一道肉菜，葱不但可以去腥，还能帮助预防感冒。这道菜简单省时，10 分钟之内即可做好，适合上班族在家做。

翻炒羊肉片时要注意，羊肉变色所需时间很短，不到一分钟。且要最后倒入葱段，淋入少许酱油和盐后关火，继续用余温将大葱和羊肉翻炒均匀即可出锅。

孜然羊肉味道香　羊肉片烹饪简单，但要想营养又好吃，羊肉的质量很关键。我一般都是买优质羊肉，让商贩现场加工成羊肉片，吃的时候省事、放心。很多人喜欢吃外面餐馆里的孜然羊肉，其实自己在家也可以做，步骤也不繁琐。但要注意，孜然羊肉要想好吃，炒制时孜然粒、孜然粉都要放，比单放一种更能提味。

炒的时候爆出花椒油，随后下葱、姜，倒入羊肉片，当然白糖、料酒、生抽也不能少。收汁后放孜然粒、孜然粉。若在炒的过程中出汤，要把汤炒干，否则会影响味道。

🌿 冬天吃虾要清淡

史金鹏｜国家中级中式烹调师、国家二级公共营养师

虾四季都可食用，冬季吃虾，不仅有助于提高人体免疫力，补益效果也更好。但冬季吃虾，吃法比较讲究，其中以清淡烹调的口味的营养较好。

白灼基围虾：鲜活的基围虾配上姜、葱段、料酒等，煮至颜色变红，煮好的虾放水中过一下，口味清淡的可以直接吃，口味重的可以加蒜泥等蘸料。

韭菜炒河虾：先用葱末姜丝炒香，放入河虾炒至变色，倒入料酒和韭菜炒2分钟即可。河虾丰富的蛋白质和韭菜中的维生素、膳食纤维搭配，营养更多元，当然也可搭配其他蔬菜。

大虾粥：虾洗净后，去头部的须和刺，去除虾脑，再从虾背上划一刀，放入盐、胡椒粉和少许料酒腌一下。将大米煮至米粒开花时放虾，加盐和少许味精。等虾由青变红，滴几滴香油用来提鲜，最后把葱花香菜放进粥里即可。除龙虾外，其他的海水虾和淡水虾均适合煮粥或做汤。

以上几种吃法保留了虾的原味和鲜味，充分发挥了其中的呈味物质甘氨酸，味道甘甜，是比较推崇的健康吃法。

其实，海虾除了白灼，还有碳烤、红烧、油焖、椒盐、油炸等做法，而小龙虾比较受欢迎的吃法则是麻辣小龙虾，不过麻辣小龙虾的烹调方式口味较重，烹制的过程中增加了油、盐、糖、辣椒等的摄入，不建议经常食用。

吃虾时，宜与姜、醋等作料搭配食用，可以寒热中和，防止身体不适。醋也可杀除海虾中残留的细菌，食用起来更安全。

🌿 吃火锅注意事项

涮锅可以说是食材加工环节最少的一种烹调方法，吃的时候只要讲究方式方法，美味与营养就能兼得。

❀ 大部分人的涮食顺序都错了

臧全宜｜国家二级公共营养师

现在的火锅已经不是过去那老几样了，汤底、食材及吃法多种多样，但不管怎样，很多人吃火锅的顺序都错了。大家习惯先涮肉后涮菜，但从营养上来说，顺序应该颠倒过来。

吃火锅，可选择的食材很丰富，包括各种畜肉、水产以及各种蔬菜。涮食顺序上，最好先涮豆制品和菌藻类，煮 15 分钟以上，吃起来比较安全，同时还能提高汤底鲜味，然后涮青菜吃，之后再涮肉。先涮菜可以帮肚子"垫垫底"，减少肉类摄入量。

❀ 火锅蘸料的脂肪含量十分可观

高明和｜国家高级中式烹调师

麻辣火锅最受欢迎，又油又辣，吃着爽快极了。火锅店里的用料我们无法得知，但超市一包 200 克火锅底料中的油脂就有 45 克，涮火锅时这些油脂随着食材就会进入身体。

火锅蘸料中的油、盐易被我们忽略。无论是麻酱，还是香油，这些蘸料脂肪含量十分可观，热量也相当高。因此，一定要管好自己的调味碟，用少量芝麻酱等蘸料（加水稀释）。酱豆腐、韭菜花含盐量高，也要少吃。可放点蒜泥和葱碎，杀菌又提味。

❀ 吃火锅最忌讳冰火两重天

李然｜食品工程与营养硕士

现在患胃病的年轻人很多，与常吃麻辣烫、米线、火锅等热烫食物有一定关系。火锅温度高，麻辣锅又对口腔有强烈刺激，一些人喜欢边吃火锅边喝冰啤酒，或吃冰淇淋解辣，这种"冰火两重天"的饮食习惯对身体伤害很大。

口腔和食道表面的黏膜非常柔嫩，能耐受的高温只有50℃～60℃，吃75℃左右的食物时，黏膜就会有轻度灼伤。而火锅浓汤温度高达120℃，烫嘴的涮菜本身就是对食道黏膜的一种折磨。而此时若再喝冰啤酒或吃冰淇淋，就会对胃部造成刺激，使消化功能减弱。一热一冷，容易引发消化不良、胃胀、胃痛等不适症状。

❋ 羊肉至少涮一分钟

白春艳｜国家一级公共营养师

吃火锅时，总有人在旁边说："羊肉飘起来就能吃了，赶紧捞吧！"然而，实际上，涮羊肉还是得多煮一会儿。

羊肉片刚从水面浮起来就吃，口感确实很嫩，但未被充分加热的食材可能会带来寄生虫或细菌的污染。半生不熟的羊肉可能有旋毛虫，患旋毛虫病会引起十二指肠炎，出现恶心、呕吐、腹泻等症状。因此，在吃涮羊肉时，一定要把肉片煮熟、煮透。

一般来讲，薄肉片在沸腾的锅中烫1分钟左右，肉的颜色由鲜红变为灰白，才可以吃。其他肉片要涮多长时间，要根据原料的大小及薄厚而定，总之一定要让食物熟透。因此，火锅中汤的温度要高，最好使它一直处于沸腾状态。

哈尔滨医科大学公共卫生学院专家曾做过相关实验，结果表明羊肉涮1～6分钟后嘌呤含量降低，6分钟时降低最明显。另外，尤其易被忽视的是，不少人用夹完生肉的筷子再去夹碗里已经煮熟的食物，这样同样可能造成细菌污染，最好选择一双专门用来涮肉的公用筷，安全又卫生。

相关阅读

吃火锅为什么一身味儿？一是火锅底料中含有挥发性物质，加热过程中加速其挥发，使火锅附近挥发性物质浓度增加；二是由于火锅不断沸腾，随着水蒸气蒸发，也会伴有少量油烟，而脂溶性物质也随着这些小液滴排散到空气中。我们穿的衣服纤维之间有一定的"缝隙"，就会吸附这些"味道"，久久不散。

聚会少吃重口味鱼

黄伟 | 国家一级公共营养师

现在大多数餐馆推出的都是烤鱼、红烧鱼、麻辣鱼等重口味菜肴。

烤鱼我们应尽量敬而远之。鱼在初步烤制时，温度一般要比炖、煮、蒸高很多，且烤鱼一般是边吃边煮，加热时间较长，鱼肉中很多营养成分被高温破坏。烤鱼的油很多，很可能让一天的油脂摄入过多。此外，烤鱼在高温烤制过程中会刷油，油脂滴入火中会产生大量油烟，同时，鱼肉脂肪在高温下会生成苯并芘，蛋白质会生成杂环胺，长期食用这类熏烤食物会增加患癌症的风险。

在饭店吃鱼首选清蒸鱼，这道菜对鱼的新鲜度要求很高。有些饭店一般会用不新鲜的鱼做烤鱼、红烧、麻辣等重口味鱼，因为可以用调料掩盖鱼的不新鲜。

腹泻吃点八珍糕

胡丽娟 | 广东省中医院消化内科副主任医师

许多人在秋冬季节会出现不同程度的腹泻，但并不是所有的腹泻都是因受凉引起的。前些日子就有一位妈妈带女儿来我这儿看病，说孩子这次拉肚子持续时间特别久，时好时病的，拖了一个多月了，吃了很多药也没效果。

我给孩子把了脉，看了看舌头，发现她脉沉无力，舌淡，苔薄白。我问这孩子是不是吃完饭后马上拉肚子，拉的大便中有不消化的食物，而且小时候流口水很严重。她点点头。于是我告诉她别太担心，她女儿这是消化不良引起的腹泻，从中医的角度来说，病因是脾虚。脾胃是后天之本，脾胃功能强劲，吃下去的食物才能更好吸收；若脾胃虚弱、运化失常，食物不能吸收，就会直接从肠道排出。这个病治疗的关键不是止泻，而是补脾。补脾的药物很多，但中医治病的时候是药食同源，我建议用食疗补脾，回去做点八珍糕吃。

八珍糕有"千古养生第一糕"之称，是老幼皆宜的佳品。相传慈禧当年嗜食油腻肥甘的食物，因而出现腹胀、恶心、呕吐、腹泻的症状，太医去为她会诊，认为她的病是脾胃虚弱所致，给她开了一张由八味既是食物又是药物的材料组成的方子做成糕点，吃了几天后，她的症状就完全消失了。慈禧太后一高兴，就给这款糕点取名叫"八珍糕"。

如今市面上也有现成的八珍糕，但这些糕点多会加入湿糖（糖浆加油）等甜腻的配料，不仅滋腻而且容易生痰湿，吃多了还有肥胖的可能。所以，最保险的食疗法是自己动手做。取来薏仁、芡实、扁豆、莲子、山药各90克，党参、茯苓各60克，白术30克，白糖240克；共研细末，与适量粳米粉混匀，加水和匀，蒸成糕即可。可经常食用，吃不完也可切块，烘干，贮存起来再吃。每周吃数次，坚持一个月后可见效。

这款糕点之所以有健脾功效，主要归功于方中的八种材料，这些材料药性平和、和缓，在补足脾胃之气的过程中可起到很大的作用。但需要注意的是，如果孩子发病的急性期，有舌红或黄苔的症状，说明她体内有热，此时要先清热，等热去了，再服用调理脾胃的药物才有效。

八珍糕不只适合小孩服用，有脾虚症状的上班族、消化功效减退的中老年人，以及患有脾虚型慢性肠炎的患者都可以经常吃。

相关阅读

腹泻期间不宜喝牛奶

李健｜中级临床营养师

如果是因为食物不干净、加工消毒不彻底导致致病菌侵袭胃肠道，造成腹泻，腹泻期间除了遵照医嘱清淡饮食外，最好也不要喝牛奶。相对于欧美人，我们很多人存在"乳糖不耐"的现象。即使平时喝牛奶没有不适感，但腹泻期间胃肠道对牛奶中乳糖的消化能力下降，此时喝较多牛奶，容易引起胀气，不利于消化，甚至可能会加剧腹泻症状。

🌾 缓解咳嗽的小食方

王提｜国家二级公共营养师

··

　　一到冬天，身边咳嗽的人就多起来，千万不要大意，尤其是孩子咳嗽，更要重视。除了遵医嘱合理服药、注意生活饮食外，还有一些小食方能帮助缓解咳嗽及其带来的各种不适，不妨试试。

　　除了最受欢迎的冰糖雪梨银耳汤之外，大家还可以试试白萝卜糖水。做法就是将白萝卜块和冰糖一起蒸制，然后喝白萝卜糖水、吃白萝卜。做的时候也可以将白萝卜切开一个顶，挖去里面一部分瓤，加入冰糖（也可以换成蜂蜜），在冰箱冷藏室静置 3 ~ 5 天，到时候就可以喝白萝卜糖水了。

　　咳嗽引起嗓子不舒服等，可以试试火烧红橘。取一个新鲜的红橘，用筷子在橘子的顶部戳一个小洞，加点菜籽油进去（其他食用油也可以），然后烤约半分钟，直至橘皮发黑，小洞处可见冒泡即可。烧烤时可用夹子转动橘子，尽量让橘子受热均匀。取下后趁热剥皮食用。烧好的橘子清甜可口，也能滋润嗓子。

　　还可以试试荸荠甜汤。荸荠口感脆甜，而且在中医上，荸荠有清热化痰的作用，是秋冬季的蔬果好选择。将荸荠削皮清洗干净，然后切成小块，和冰糖一起煮，开锅后煨 20 分钟即可。还可加入几粒枸杞子、几朵银耳。注意，荸荠中可能带有细菌或寄生虫，一定要加热处理后食用。

🌾 御寒喝点紫苏茶

杨传芝｜国家二级公共营养师

··

　　屋里暖和，室外寒冷，稍不留神就会被寒风侵袭，出现流清涕、打喷嚏等感冒初期症状。除了在饮食生活上调整，还可试着喝点紫苏茶，帮助缓解感冒症状。

　　说起紫苏，很多人都不会陌生，紫苏通常作为日本料理及韩国烤肉的配菜，韩国人还用紫苏叶做咸菜。紫苏有一定的药用作用，能缓解风寒感冒症状。被寒风吹袭后感到不适，可喝点紫苏茶。

在中药房买 50 克紫苏，在单位和家里分别放点，以备不时之需。紫苏茶做法简单，取 5 克紫苏叶，用三个手指捏一小撮，这个量基本就够了。用凉水将紫苏叶冲洗一下，滤水，然后放入 500 毫升开水中，煮沸 2 ~ 3 分钟，时间不宜过久，否则不起作用。如果不方便煮，也可用开水闷 3 ~ 5 分钟。趁热喝下，微微出点汗，对缓解症状有帮助。

注意，最好在饭后喝紫苏茶，或在喝之前喝些热粥。另外，紫苏茶适用于风寒感冒，判断标准就是自我感觉冷，其他感冒则不适合。

🌿 我的抗感冒食疗方

魏帼｜北京中医药大学东方医院临床营养科主治医师

对于感冒，我主张清淡饮食，避免刺激性食物，同时从新鲜蔬菜和水果中补充矿物质和维生素 C、β- 胡萝卜素等提高人体免疫力的营养成分。

❀ 流清涕、鼻塞：葱白粥

将大米煮熟后，放入切好的一段葱白，熬煮 10 分钟即可。葱白具有抗菌消炎的作用，可以发汗驱寒。热粥也有利于驱寒气，辅助发汗，还能养护胃肠，帮助消化。

葱白粥可以每天分两次食用，糖尿病患者食用时要注意搭配新鲜蔬菜或粗粮，以免血糖升高。

❀ 咽痛：西芹炒百合

准备西芹和新鲜的百合适量、植物油和盐适量。将鲜百合洗净剥瓣，西芹洗净切片，二者焯水后备用。炒锅置火上，倒入油至油温合适，放入百合和西芹翻炒，临出锅时放入盐调味。

西芹中含有较多的维生素 C，能参与产生对抗感冒病毒的抗体，缩短病程。而百合有利于减轻炎症，可润肺和缓解咽痛的症状。

✿ 咳嗽：生姜水

将 50 克左右的生姜切碎捣成泥汁，冲入 250 毫升左右的开水，放凉后饮用。注意姜要用新鲜的姜，而不是干姜。

鲜姜具有温中散寒、止咳祛痰的作用。而生姜中的姜烯、姜酮混合物还能够促进血液循环，达到发汗解热的作用，因此可以总体上缓解感冒的症状，帮助身体早日恢复健康。

✿ 预防风寒：胡萝卜红枣汤

先把红枣洗净，用温水浸泡一段时间。再加适量清水，用小火将胡萝卜和红枣煮熟，加冰糖调味即可。

胡萝卜富含 $\beta-$ 胡萝卜素，能帮助人体抵抗外来的致病因子，起到预防疾病的作用。

最后需要提醒一下大家，食物固然有助于缓解不适症状，轻微的感冒也的确可以通过食疗来改善，但严重的感冒是需要吃药来达到治疗的作用，尤其是老年人、小孩、孕妇或者有基础病的特殊人群，建议及时去看病，不要盲目食疗。

❀ 风寒感冒喝麻黄牛肉汤

齐飞｜湖南省中医药大学第二附属医院药学部博士

感冒最常见的无非就是两种：一种是风寒感冒，另一种是风热感冒。春季以风热感冒居多，而冬季则以风寒感冒为主。在这里我给大家介绍一道治疗风寒感冒的药膳——麻黄牛肉汤。

这道药膳的原料包括炙麻黄 15 克，生姜 10 克，牛肉 250 克，葱白 10 克。制作时，先将牛肉洗干净，切块。然后将麻黄加水煮沸，去掉浮沫后，再煮 10 分钟左右，捞出麻黄。再将牛肉放入麻黄汤中，用小火煨炖到牛肉熟烂，然后将生姜切丝、葱白切段，加入汤中，加盐适量，沸后即可吃肉饮汤，记得分早晚两次温服就可以了。

这道药膳中，麻黄是解表的猛药，发汗能力异常强大，有的人服用 1.5 克就能出汗，但中医认为，用麻黄发汗并非出汗越多越好，出汗过多伤津耗气，感冒反而好不了，还可能出现其他症状。中医用麻黄都是很谨慎的，在南方有一句话："麻黄不过钱。"就是说成人用麻黄一次用量不能超过 1 钱（即 3 克），就是怕发汗太过导致不良反应。所以我们这里选用的是炙麻黄而不是生麻黄。炙麻黄与生麻黄相比，不但可缓和麻黄的发汗作用，还可增强止咳平喘的功效，非常适用于食疗。

因为经常感冒的人体质都比较虚弱，需要补充虚损，而牛肉是健脾益胃的，可与著名的补气药黄芪一较高下。

不过，需要提醒大家的是：麻黄可使人的血压升高，因此高血压患者不宜食用麻黄，另外，身体虚弱的、虚喘的、多汗的和患有心脏病的患者都不宜食用麻黄。

推荐五种减压食物

王蕾 | 国家二级公共营养师

每年快到年底的时候，工作、学习压力重重，除了自我调节之外，食物在减压方面也能帮上忙，譬如芦笋、蓝莓、牛油果、菠菜、牛奶等。下面就给大家介绍一下这五种营养健康的减压食物。

芦笋： 情绪低落与体内叶酸水平不足有着一定的联系，营养学界将叶酸视为心情调节剂。芦笋中富含大量的叶酸，压力大时可买来做菜吃。芦笋非常适合做配菜，炒一些芦笋尖，用来制作美味的煎蛋卷也不错，获得营养的同时也能帮助调节情绪。

蓝莓： 此外，每当压力来袭，我们都需要补充大量的维生素 C 和抗氧化剂来帮助身体保护和修复那些"受虐"的细胞们。别看蓝莓长得小巧，其中富含高剂量的抗氧化剂和维生素 C，能帮助我们对抗压力，而且蓝莓中的花青素还可以帮助保护视力。

牛油果： 牛油果也是抗压美食。缺乏 B 族维生素可能也是让人感觉焦虑的根源。牛油果中不仅富含这种减压成分，还富含对心血管健康有利的单不饱和脂肪酸和钾，可以在吃沙拉时加点。

菠菜：菠菜中富含钾，有助于调节体内皮质醇的含量和调节情绪。菠菜搭配鸡蛋来吃味道很不错。

牛奶：压力大的时候喝杯温热的牛奶，牛奶中含有可以安神的色氨酸，对缓解心情烦躁有帮助。

总结：压力大易造成睡眠不好、情绪不安，影响身体免疫力。要适当吃些富含 B 族维生素以及钙、镁的食物。譬如主食吃蒸土豆或粗粮豆类，配上一盘拌菠菜等。

🌿 大多数人都适合的健脾汤

胡丽娟｜广东省中医院消化科副主任医师

不少中老年人问我，冬天吃什么养脾胃，如果他们有胃寒的症状，我通常会建议他们回去吃两款汤。

比如那些阳虚体质的人，就是平时手脚发凉，耐受不了寒冷，喜吃热烫食物的人，可多喝些花生红枣牛肉汤。

做法是这样的：取牛肉 650 克、花生 250 克、红枣 10 颗、陈皮 1 小块、姜 2 片；把牛肉放入开水中大火煮 3 分钟，捞出洗净；把适量清水以大火煮沸，放入所有材料，中火煮 45 分钟，用盐调味即可。每次适量服用，一周服用 2 ~ 3 次。

这款健脾汤中的牛肉富含蛋白质，可提高身体抗病能力，还可以有效补血养血，脂肪含量还很低。花生在中医看来可调和脾胃、补血止血，适合营养不良、脾胃失调的人吃。胃酸过多且胃寒的人吃花生还可减少胃酸分泌，避免溃疡发生。

而气虚（平时讲话声音低弱，容易出虚汗，经常感到气短乏力）体质的人，适合多喝猴头菇母鸡汤。取猴头菇 100 克，黄芪、党参、红枣各 10 克，母鸡 1 只，姜片、葱、绍酒、清汤、淀粉各适量；将猴头菇洗净去蒂，发胀后挤干水分，切片待用；将所有材料放入炖盅内，小火慢炖。每次适量服用，一周服用 2 ~ 3 次。

这个方子有补气、健脾、养胃的作用。猴头菇有"山珍猴头、海味燕窝"之称。

中医认为，猴头菇性平味甘，有利五脏、助消化，还具有健胃、补虚、抗癌、益肾精的作用。

黄芪、党参都是补气的著名中药材，黄芪益气固表，常用于治疗气虚乏力、中气下陷之证，可增强抗病能力。党参也擅长补气，平素倦怠乏力、精神不振、语音低沉、气短的人都可多吃。红枣补中益气、养血安神，与党参共用，能健脾胃，起到增加食欲、止泻的功效。母鸡肉补气补血，且蛋白质含量高，容易被人体吸收，对营养不良、畏寒怕冷、乏力疲劳、贫血、久病虚弱等人士有很好的食疗作用。不少气虚、脸色苍白、倦怠无力的人，服用了这个方子几次，都说效果不错。

这两个方子其实也适合大多数人在冬季进补，每周服用两三次为佳。除了服用药膳外，冬季不妨多吃能温补气血、增加食欲的"红色食物"，如羊肉、牛肉、胡萝卜、红薯、红枣等。

🌿 手足皲裂涂点猪油膏

朱晓平｜广东省中医院传统疗法科医师

手足皲裂这个病好发于中老年人身上，尤其是在秋冬天容易出现。由于中老年人身体衰老，器官老化，皮下腺体分泌的油脂减少，手足的皮肤缺少油脂滋润，再加上秋冬季气候干燥，皮肤水分容易挥发，所以很容易出现手脚裂口等症状。

此时，可以取猪油 30 克煮沸，稍冷却但未凝固时，与蜂蜜 70 克调匀制成猪油膏。使用前先用热水加少量醋浸泡裂口处约 20 分钟，再用刀子轻轻刮去裂口附近的死皮，将猪油膏涂在裂口处，如裂口深，则尽量将口子填满，一般 3 ~ 7 天可痊愈。

中医认为，猪油有补虚、润燥、解毒的功效。《本草经集注》上曾记载："猪脂，能悦皮肤，作手膏，不皲裂。"

至于蜂蜜，既能润燥，又有抗菌消炎、保护创面、促进细胞再生、促进伤口创面愈合的功效。两者合用，就能起到既补充皮肤油脂，又促进裂口迅速长好的效果了。

另外，要预防秋冬天的手足皲裂，中老年人除了要注意手脚的保暖外，还要注意减少用冷水洗手的次数，少用碱性强的肥皂、药皂洗手，以免进一步减少手足的皮脂数量。当然，气温低的时候，如果每天再坚持用热水浸泡手脚，补充皮肤水分，加强血液循环，保证皮脂的正常功能的效果会更好。

手部冻疮用艾柱灸灸

代金刚｜中国中医科学院医学实验中心博士

手有了冻疮，可以对阿是穴（冻疮部位）和后溪穴、合谷穴、中渚穴等穴位进行艾灸。

后溪穴在手掌尺部（小指一侧），微握拳，手掌第2横纹尺侧端便是。中渚在手背部，取穴的时候掌心向下，手背第4、第5掌骨头之间的掌指关节后方凹陷处便是。这两个穴位都在手上，灸它们主要是调理手部的气血。合谷穴在手背部，它是近部选穴，同时它属于手阳明大肠经，阳明经的一个显著特点是多气多血，所以灸它能调动人体气血，起到活血化淤的作用。

怎么艾灸呢？可以在阿是穴（冻疮部位）处用隔附子饼灸5壮，再用艾条对其他几个穴位雀啄灸，就是一远一近地灸，每个穴位灸10分钟左右。

也可以在阿是穴（冻疮部位）处贴敷。取青紫色鲜辣椒1个，加水煮半小时后取液50克，然后加入苯酚2克、甘油50毫升混合，把纱布放在混合液中浸泡后贴敷在阿是穴（冻疮部位）冻疮处，每12小时换药1次，治愈为止。这个方法对冻疮的早、中、晚期都有效。

对于其他部位的冻疮，也可以灵活选用外敷和艾灸的方法。

好转之后，一定要注意加强该部位的活动，如活动手指、脚踝，搓耳朵等，可以防止冻疮的再次发生。

🌿 冬天做做艾灸

成杰辉 | 广东省中医院珠海医院治未病中心主任中医师

冬季正是万物藏收、补肾强身之时。

实际上，除了食补以外，艾灸也是相当不错的"进补"手段。《扁鹊心书》曰："人于无病时常灸，虽未得长生，亦可保百余年寿矣。"由于艾灸能益气温阳，使正气充盛而邪不能害，故能起到很好的扶正祛邪、保健防病、养生益寿的效果，像下肢的足三里、三阴交、涌泉，腹部的神阙、气海、关元，背部的大椎、命门、肾俞等皆是常用的强身保健要穴。

艾灸的常用体位有仰卧位、侧卧位、俯卧位、仰靠坐位、俯伏坐位等。施灸的顺序常是先灸上部，后灸下部，先灸背部，后灸腹部，先灸头身，后灸四肢，先灸阳经，后灸阴经。艾灸操作简单，适合个人在家操作，最常用的艾灸方法是将艾条燃着一端，对准应灸的腧穴部位或患处，距离皮肤 2 ～ 5 厘米进行熏灸。一般每个部位灸 10 分钟，操作时要保持合适的温度，以受灸者感觉舒适为宜，并以施灸部位皮肤出现红晕为度。

虽然艾灸好处多多，但一般对怕风畏寒、手足不温、渴不喜饮或喜热饮、大便稀溏等体质虚寒的人群较为适合。而口干咽燥、反复口疮长痘、潮热盗汗、五心烦热、大便秘结、小便黄赤等阴虚火旺或体质偏于湿热之人则不适宜。

🌿 背暖才能防哮喘

谭红娥 | 成都中医药大学附属医院肺病科博士

哮喘多出现在冬季，严重的患者通常在每年的中秋之后就开始发病，咳嗽喘息逐渐加重，到立冬、冬至达至最高峰，一直到立春，甚至要到清明节后才开始缓解。治疗此症可不是件容易事儿，所以民间有"名医不治喘，治喘必丢脸"的谚语。因此，做好预防就显得尤为重要。

既然哮喘与风寒有关，因此防治首先应注意防寒保暖。而防寒保暖的重点部位在背部，这是因为肩背部有一个风门穴，它是风出入胸腔的门户。这个穴位的位置，刚好对应我们的两扇肺叶，所以对肺的影响非常大。

日本有个民间风俗，就是人到 20 岁左右，要"打肩灸"。什么是打肩灸呢？就是艾灸风门穴，因为日本把风门穴称为"打肩"。据说这个方法可以预防肺结核等呼吸系统疾病。因此一定不要让这个部位受寒，平时除了不要穿露背的衣服外，也要注意适当按摩，把这个门"关好"。按摩方法的选择上，掌推、点按均可，按摩的时间以不超过 10 分钟为准。

除了照顾好背部之外，也要特别注意预防感冒。因为在临床上，90% 的哮喘是因为感冒引起的。在这里教给大家一种预防感冒的穴位法——按摩风池穴位。古代管城市叫城池，"城"指城市，而"池"指的就是护城河。所以说，风池这个穴是风邪入脑的一个屏障，要想攻下这个"城"，就必须首先破掉这个"池"，按摩这个穴位的作用，就是要将"城"护卫起来，不让外敌入侵。

按摩的时候，双手十指自然张开，紧贴枕后部，以两手的大拇指按压两侧风池穴，用力上下推压，稍感酸胀。每次按压不少于 32 下，多多益善，以自感穴位处发热为度。当然了，寒凉食物也贪食不得，所谓"形寒饮冷伤肺"，医家之言不可不听，比如生梨、香蕉、菠菜等要少吃。

但是像山药、栗子、核桃等具有三脏兼补功效的食物可多吃些，特别是山药，称得上是三脏同补的第一药食。比如，近代名医张锡纯所创的"山药芡实薏仁粥"这道家喻户晓的保健药膳，就非常适合哮喘患者食用。

🌿 喝汤饮治慢性咽炎

李云海 | 湖北中医药大学副教授

冬季气候干冷，许多人声音嘶哑、咽喉干痛，这通常是慢性咽喉炎的老毛病又犯了。

慢性咽喉炎患者饮食忌油炸、油煎、辛辣等刺激性食品，除此之外，熬些汤饮也可以起到一定的治疗作用。

❀ 缓解咽干喉痛

咽干喉痛是慢性咽炎的典型症状，多数患者都会有这种不适感。喝汤饮缓解，不需要复杂的中药调配，简单的食材搭配就可以达到效果。比如，罗汉果猪肺汤：1 具猪肺搭配半个罗汉果煮汤，可用于肺燥咳嗽引起的咽干喉痛。此外，在煮沸的豆浆中，加入鸭蛋 1 枚，用冰糖少许调服，也有滋阴清肺的作用。第三种汤饮可以试试鸡汤银耳：鸡汤 500 毫升，加入发好后的银耳 5 朵，煎煮 30 分钟后食用，可以滋阴清肺，同样适用于虚火喉痹。

❀ 治疗慢性喉痹

慢性喉痹与现代医学常说的慢性咽喉炎类似，声音嘶哑。第一种方法是竹蜂蜜糖水：咸竹蜂 3 ~ 5 只，打碎，蜜糖 2 匙，加开水至半碗或一碗，放凉后服用，具有化痰润燥、减轻声音嘶哑的功能。

另外，喜欢喝粥的朋友可以尝试咸柠檬粥：咸柠檬 15 克，米 60 克，煮粥，加糖适量服食。咸柠檬粥可治疗咽喉有痰。

❀ 应对咽痛失音

咽痛严重影响到发音，说明病情已经到了比较严重的阶段。此时，可以尝试凤凰衣汤：凤凰衣 5 个，枸杞子 50 克，冰糖少许，放入碗中，加入适量的水，置入锅内，隔水蒸 30 分钟后即可服用。

总之，慢性咽喉炎多以肺肾阴虚为多，或为气阴两虚，或兼气滞血淤痰凝，或痰热蕴结。养生方法应以养阴为主，兼以益气开音，或兼以行气、活血、祛痰、清热。此外，在服用汤饮以外，患者要注意纠正不正确的发声方法，避免过度用嗓。

治咳嗽需通便

王海彤 | 北京中医药大学东直门医院呼吸科副主任医师

中医认为，"肺与大肠相表里"，二者在生理、病理上互相影响。有的咳嗽、哮喘患者经过治疗后，病痛很快得到缓解，有些治疗效果不明显，往往是因为忽略了通便。

肺吸入清气，呼出浊气，宜发肃降失常，出现咳嗽、气喘等症。大肠病变，表现为腹泻，或者便秘。中医认为，"肺与大肠相表里"，二者在生理、病理上互相影响。肺气正常的宜发肃降是大肠传导功能正常发挥的重要条件，而大肠的传导通降功能正常有助于肺气的宜发肃降。

肺部疾病患者，咳嗽、哮喘患者，中医上讲是肺功能失调导致，常常会影响到大肠的通便功能，引起便秘。便秘又反过来影响气体的吸入功能，加重咳嗽、哮喘。肺气虚弱引起的便秘，称之为"气虚便秘"。

推荐咳嗽、哮喘患者滋润通便的妙招：天气干燥，为了预防燥邪为患，引起咳喘、大便干燥，饮食以滋阴润肺为基本原则，可以适当多吃些芝麻、核桃、蜂蜜、银耳、百合、藕、梨等滋阴润燥的食物。

另外，嘴唇下的凹陷处，有个承浆穴，用手指用力压揉后，可以感觉口腔内涌出分泌液，这种分泌液也可以很好地预防燥邪。

虚症冬季膏方调

王挺 | 南京市中医院养生康复科副主任医师

冬季主藏精，在这个季节里进行适当地调补，尤其对于那些患有慢性疾病或大病初愈的虚弱患者，可以使营养物质转化的能量最大限度地储存于体内，滋养五脏，培补元气，帮助体内的阳气升发，保证来年身体精力充沛。

病后肠胃功能虚弱的人，或者药补后体虚已有改善者，不妨选择食补。虚证明显，或者病后虚弱者，初期适宜选用药补，药补中的膏方是虚证在冬季调养的一种重要方法。

膏方根据患者体质，以及病情的需要，选择多种药物，组成方剂，然后将中药饮片经多次煎熬、去渣，将药汁经微火浓缩，再加入如饴糖、蜂蜜、阿胶、鹿角胶等辅料，最后收膏，形成稠厚的糊状补膏。

在多年的临床实践中，膏方对呼吸系统疾病有很好的治疗效果。

中医认为，呼吸系统疾病大都属于"咳喘"范畴，在疾病缓解期，中医常将之辨证为肺脾两虚、肺肾两虚两种。开具膏方，常选用黄芪、党参、川贝母、人参、地黄、冬虫夏草、胎盘粉、杏仁、鳖甲、白术等多种中药组成方剂，能达到益气健脾、补肾纳气的效果。

相关阅读

三种疾病可尝试膏方养生

膏方在未病先防、既病防变、病愈防复等方面都有很好的效果，尤其擅长调治慢性病、疲劳综合征和反复呼吸系统感染这三类疾病。

对慢性病患者来说，膏方运用多味中药控制并改善呼吸科、妇科、内科等慢性病症状，延缓发病进程；慢性病患者多长期用药，配合使用膏方可减轻药物毒副作用，提高整体治疗效果。疲劳综合征患者大多存在脾胃失和、中焦失运、气血两虚所致的疲劳难眠和肝气郁结。使用健脾益肾、疏肝清热的膏方可调节脾胃，对亚健康状态具有良好的治疗和调养作用。呼吸系统感染未发生的缓解期使用膏方加以调补，可增强身体抵抗力，减少上呼吸道感染的发作频次。

每天散步可补肾

彭鑫｜中国中医科学院中医学博士

冬季很多人感觉困乏，精力不足，脑子不够使，其实这可能是肾气不足，因为肾气充足的人，精力旺盛，体力充沛。而冬季补肾气也很简单，每天步行 1 小时就好。

因为步行在无形中就是在活动肾经和膀胱经，尤其是走太极步，对这两条经络的锻炼效果非常好。所谓太极步，指的是把握住"顶头悬、气沉丹田、力透涌泉、沉入地心"的练拳要领来走路，实在不会的就迈开腿尽力迈大步走路，拉开腿后面和后内侧膀胱经和肾经。但注意不要走得气喘吁吁。尤其是肾病患者应当每天步行 1 小时，活动肾经、膀胱经。

蔬菜补肾

陈允斌｜国家高级公共营养师

小茴香可做补肾茶

很多人说起补肾总是想起肉类，其实蔬菜里的小茴香也是一个不错的补肾菜。它温热的作用比茴香的茎叶更胜一筹，具有补肾阳、暖脾胃、散风寒的作用。

冬季是补肾的好时机，要温补肾气，可以用小茴香做个补肾茶方：红香茶，食用起来非常方便。

取小茴香 9 克、生山楂 30 克、甘草 6 克（一人份一天的量）。把小茴香放入无油的炒锅，用小火炒一两分钟，变黄出香味后就关火。可以一次炒 10~20 天的量（90 ～ 180 克），放瓶子里每天取用。

把炒过的小茴香和山楂、甘草一起，用沸水冲泡，焖制 20 分钟后，当茶饮用。一天之内可以反复冲泡饮用。

但是平时特别怕热、爱上火、爱出汗、胃热（胃病发作时呕吐酸水）的人都不适宜吃小茴香。

❀ 风干板栗多吃几个

人年纪大了容易有腰腿酸软乏力的毛病，这是人老体衰的结果。中医有一个传统的食养古方，对老年腰腿病效果不错。这个古方就是吃风干的板栗，每天七颗。

板栗怎么风干？您可以用一个网兜把新鲜的生板栗给兜起来，挂在家里通风的地方，比如阳台上，过个十天二十天，就风干了。

风干的栗子更容易剥壳，这个风干栗子最好每天一早一晚空腹生吃。不能狼吞虎咽地吃，干栗子仁有点儿硬。要慢慢地嚼它，最好是嚼 36 下，然后连着唾液慢慢咽下去。

每天吃多少合适呢？ 7~10 颗，可根据个人的消化能力来定，以吃完后不感觉腹胀为度。

肾主骨，补肾就是补到了我们的骨头。中医认为，所有的种子都入肾经，栗子是专补不泻。

生板栗，和煮熟或炒熟的板栗有些许区别。熟板栗脾肾兼补，偏于补气，老人经常腹泻，吃熟板栗可以调理。生板栗偏于补骨，吃生的效果才好。

🌿 多喝粥少吃肉

杨保林｜北京大学东直门医院急诊科主任医师

民谚有一句话，叫"冬令进补，上山打虎"，意思是说冬天好好补一补，次年春天就可以上山打虎了。当然，说法有些夸张，却道出了冬令进补的重要性。冬天适不适合进补呢？适合。但关键是要如何进补。

生活中常听一些人、特别是老年人说，冬天应该多吃狗肉、羊肉，既可以驱寒，又可以补身。那么冬天吃这些肉类食物到底好不好呢？这个不能一概而论。比如在古时候，人们的生活水平普遍较差，经常吃不饱、穿不暖。多吃些热性食物，可以起到驱寒的效果。现在不同了，大家冬天有暖气、空调，冷了有羽绒服，平时营养又很丰富，这种情况下，内热体质比较常见。如果再吃热性的肉类，很可能就是"火上浇油了"。

那冬天到底应该怎么吃呢？大家只要坚持一个原则，就是滋阴。只有这样，阳气才能更好地潜藏。为什么这么说呢？咱们打个比方，你如果想要冬天存储更多的粮食，那么首先要做的事情就是扩充仓库，不然粮食多了会没地方装。阳气也是如此。中医认为：肾藏精，为封藏之本，内寓元阴元阳，应于冬，所以冬天养生要养"藏"，即养藏元阴元阳，而以肾之阴为基础。如果阴气不藏，那么阳气也就无所依附了。另一方面，进食暖热的食物，也有利于温补阳气。而粥品就有很好的滋阴、暖热的作用。

那到底吃什么粥好呢？首先是以谷类为主，比如米、面、杂粮等。想吃荤的，鸡鸭鱼肉都可以加到粥里；想吃清淡的，蔬菜、水果、花卉等都能煲粥。若还想粗细搭配，高粱、玉米、荞麦、燕麦、薏仁、红小豆、绿豆等，都可以放在一起煮成"一锅粥"。

中医认为，粥有和胃、补脾、益肾、清肺、消渴、通便和安神等多种作用，几乎把人体的五脏六腑都兼顾到了。在寒冷的冬晨喝上一碗热乎乎的粥，既能作为早餐补养人体的所需，又可滋补羸弱的身体，何乐而不为呢？

冬季进补先"引补"

王三虎 | 第四军医大学中医研究所教授

冬季进补要因人而异，比如下列三种体质虚弱的人在进补时，首先应选择"引补"。中医讲，引补是先调理好脾胃功能，为大补做好准备，避免进补的不耐受反应。

慢性胃肠功能虚弱 患者常表现为胃肠虚弱，肠功能蠕动缓慢，食欲不振，消化不良，营养缺乏，体质消瘦等症状，在这种状态下进补，是绝对不宜选用鹿茸、人参、阿胶来进行大补的，应先选择的是"引补"。

引补应以"运化脾胃，补而不峻"为进补原则，一是选用豆类、红枣、莲子、扁豆、薏仁煮粥食用；二是喝红枣牛肉汤和生姜红枣羊肉汤，以健补脾胃，运化功能。

慢性呼吸道疾病 冬季是呼吸系统疾病的高发季节，患者会出现肺热多痰、呼吸困难、喘咳气短、睡卧不宁等症状，这时患者除要注意防寒保暖外，在调养中也不宜大滋大补，应选择稳妥的"引补"对策。

引补应以"祛湿润燥，滋阴益肺"为原则，一是用芝麻、核桃仁、百合、银耳、白萝卜与粳米或糯米熬粥食用；二是针对肺火盛旺者，可多食用鸭肉、鹅肉和鳖鱼，有清肺养阴、祛火润燥的作用。

慢性心脑血管疾病 患者多数伴有高血压、高脂血症、肥胖症、糖尿病等并发症，因此患者在进补时，要避免高热量、高蛋白之类的厚补，应选择温和渐进的"引补"，以防身体补而不受。

引补是收阳益气，调养心态。心情不好会影响阳气的收藏，此外要防止身体过多出汗，以免阳气外散，还要注意对血管的保护，多补水，促进血液循环。饮食清淡，多食用洋葱、芹菜、胡萝卜、小青菜等新鲜蔬菜，以及苹果、杨梅、柚子、葡萄、猕猴桃等活血降脂的水果。避免烟酒，减少油腻。选用山楂、黑木耳、荷叶熬粥食用，可改善血液循环，防止血管硬化。

🌿 坚果入菜更健康

李健 | 中级临床营养师

春节快到了，大家都陆续开始采购年货，坚果则是其中必不可少的。但坚果类的脂肪含量达 40% ~ 80%，过年期间如果不加控制地吃，容易造成能量摄入过剩。坚果怎么吃最健康？

坚果一般可分为淀粉类坚果和油脂类坚果两大类，脂肪含量非常高。常见坚果及种子类食物按照脂肪含量由高到低依次为：葵花子仁、核桃、黑芝麻、白芝麻、松子仁等。春节期间坚果类的食物的食用量很容易超标，人体摄入的油脂也会随之大大增加。

事实上，将坚果入菜或者在就餐的时候食用，是最健康的吃法，譬如打豆浆时放点坚果；把坚果切碎夹在面包里吃，或者用坚果碎拌凉菜；此外，坚果还可以炒菜吃，比如腰果莴笋炒山药，腰果可以稍微晚点再加进去。如果嫌这些吃法麻烦，最简单的就是吃早餐时搭配几颗杏仁或一个原味核桃。杏仁等坚果质地比较紧密，纤维含量高，饱腹感较强，充分咀嚼磨碎后咽下，到身体里的消化速度慢，引起的血糖、血脂上升的速度也会较慢。但如果打得太碎，消化速度则会加快。坚果首选吃整粒的，入菜时也不要磨得太碎。

注意，坚果入菜吃健康益处多，但应避免跟热油接触，坚果的优势营养素是维生素 E、B 族维生素，以及铁、锌、钙、镁等各种矿物质，维生素 E 和 B 族维生素都不耐热，高温会将其破坏掉。

此外，如果吃坚果相对较多，就要相应减少食用油的量了。推荐每周吃 50 克以上坚果，可产生相应的健康效应。但如果吃得较多，最好适量减少大豆等食用油的量，否则脂肪总量会摄入过多。

核桃富含的 ω-3 多不饱和脂肪酸是形成磷脂所必需的成分之一，目前已有一些初步证据表明，核桃可能对延缓老年认知退化进程有益，让老年人适当吃点有好处。挑选时注意，核桃中丰富的油脂容易氧化酸败，产生哈喇味，因此首选带皮核桃。表皮过白的核桃被硫黄熏过，也不要买。

🌿 节后解腻食疗方

贺也｜食品加工与安全硕士、国家二级公共营养师

清淡饮食对节后肠胃的调理很重要，如何解腻促消化，给大家支点小妙招。

❋ 解腻汤：葱枣汤

红枣洗净泡发，用小火烧沸，约 20 分钟后放入洗净的葱白，加适量的盐、醋和香油，继续用小火煎 10 分钟即成。

民间一直有"正月吃葱"的说法，这会儿的葱，口感最嫩，营养也非常丰富，红枣的甜味则能够中和葱白的辛辣味。同时，葱白含有的葱白多糖和红枣含有的红枣多糖都

具有降血脂的作用，有利于调节因暴饮暴食而上升的血脂水平。

❄ 解腻粥：山药糯米粥

此粥清淡可口，省时易做，且利于消化。将山药和马蹄削皮切丁，糯米浸泡半小时，大火煮开，再用小火慢炖至米烂粥软，出锅前撒些枸杞子即可。

糯米富含支链淀粉，加水受热容易结构解体，因此糯米粥是容易消化的食物。山药中含有淀粉酶和多酚氧化酶等物质，也可帮助肠胃消化吸收。

❄ 解腻茶：柠檬红茶

红茶经过发酵烘制而成，其含有的茶多酚发生酶促氧化反应而生成的氧化产物，能够促进人体消化，因此具有调理肠胃的作用。在泡好的红茶中加几片带皮鲜柠檬，柠檬富含维生素 C，且清新、酸爽的味道让人精神一振，挥发性的芳香成分也可以开胃。在挑选柠檬时选形状较圆的，味道没那么酸，而且汁液会更多。

❄ 解腻菜：香菇菜心

这是一道非常经典的家常菜，色香味美。注意炒之前要快速焯烫菜心，并迅速冷却，可以避免热氧作用破坏其中的维生素。

香菇和菜心等原料中含有大量的矿物质和维生素，这类炖煮焯拌的蔬菜含水量高达90% 以上，一方面能增加膳食纤维的摄入量，增大胃里的填充空间，增强饱腹感，促进排便；另一方面能减少胃酸分泌，使胃得以休息。

要提醒大家的是，即便有了这些给肠胃"解解腻"的食物，也不能肆无忌惮地大吃大喝，三餐定时定量、饮食清淡规律，才是对肠胃最好的调理。

冬天怎样吃不发胖

杨庭｜江南大学食品工程硕士

冬季是最容易发胖的季节，一方面是由于大家懒得运动，另一方面就是因为吃各种高热量食物"御寒"，导致能量摄入超标。冬天怎样吃饭不发胖？要注意以下几点。

大部分人在冬天都会赖床，早餐草草了事，导致中午由于饥饿而大吃特吃，晚餐也不加控制，这样一天摄入的能量很容易超标。因此，冬天要吃高质量早餐。

来不及准备一顿丰盛的早餐，可以尝试取一些燕麦（用纯正燕麦，不要用麦片），倒一袋纯牛奶，微波炉加热 2～3 分钟。吃的时候搭配一根香蕉，还可以加入一些其他水果及坚果等。牛奶、豆浆是燕麦最好的伴侣，口感极佳，又简单方便。

饭前吃点水果，产生一定的饱腹感，就不会因饥饿而大吃一顿。主食要选择有粗杂粮及豆类的，富含膳食纤维，不用吃很多就会觉得饱了。

此外，放慢吃饭速度，每一口食物都要充分咀嚼后再咽，这样大脑可以敏锐地体会到饱感，不会吃得过多。还要吃大量清淡少油的蔬菜。蔬菜体积大、热量低，膳食纤维含量多，只要不加过多油烹调，是控制能量摄入的绝佳食物。

冬天很多人会发胖，但事实上，冬天是最好的减肥时机，身体基础代谢率增加以抵御寒冷，因此，相同的运动量，在冬天消耗的能量要比夏天多。因此，合理的饮食习惯加上适量的运动，就能很好地控制体重。

营养师们的清肠方

俗话说，每逢佳节胖三斤。春节刚过，大鱼大肉吃太多，该清清肠了，看看营养师们节后都怎么吃。

❋ 吃点山楂粥消脂

许冰 | 国家二级公共营养师

山楂富含丰富的果胶,可以吸附食物中的脂肪,有一定减脂清肠的功效。另外,山楂富含脂肪酶,能促进脂肪消化。而且,山楂中的有效成分还能开胃消食。吃多了油腻的人会恶心,不想吃东西,吃点山楂,有生津止渴、缓解油腻、改善胃口的作用。

如果觉得单吃山楂太酸,可以考虑将其煮粥或榨汁。若是煮粥,注意不要煮太烂,太烂的粥不利于控制血糖。若是榨汁的话,记得连果渣一起喝,此外不要加太多白糖。

❋ 喝点水果茶解腻

王静 | 国家二级公共营养师、北京营养师协会会员

大多数水果中富含有机酸,如苹果、梨中的苹果酸,金橘、柠檬中的柠檬酸等,这些有机酸能够帮助消化,解除掉肉食、油脂的油腻。猕猴桃中维生素 C 含量较高,还可以提高身体的抗氧化能力。

饭后不妨泡点缤纷水果茶。做水果茶时,可放金橘、苹果、梨、猕猴桃、桂圆等,还可以放些葡萄干来调,也可用水果茶代替饭间的酒,更加营养健康。

❋ 熬点杂粮粥养胃

王潍青 | 国家二级公共营养师

杂粮粥包含了各种脱壳后未精细加工的谷类、豆类。膳食纤维很丰富,可以防止便秘,增加饱腹感,避免吃多,且粗谷杂粮富含维生素和矿物质,能养胃。

杂粮粥的原料一般有:青稞、全麦、苦荞、紫糯米、红粳米、黑米、糙米、荞麦、薏仁、全粒玉米、红小豆、黑豆、芸豆等。建议豆类别超过一半,搭配黑米、紫米、黄米与燕麦类糯性较好的谷类同煮,口感更好。避免加碱和过量糖。杂粮粥快煮好时加点水果丁或应季蔬菜末,营养更好。

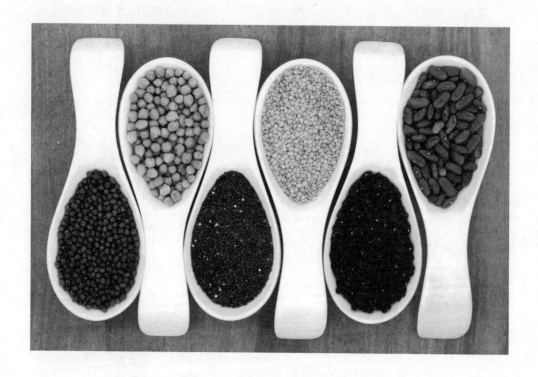

第5章

居家养生细节，
助力健康每一天

　　日常生活中的许多小细节都关乎人们的健康，比如，洗菜时用盐水泡太久反而会使水中的有害物质渗入蔬菜内；下馆子只吃菜不吃饭会使碳水化合物供应不足、营养不均衡；煮鸡蛋8分钟最好，半熟的或煮老的都不好……此外，生活中还有一些常见的谣言和误区容易危害健康。针对诸如此类的问题，本章将为您分析并还原各种生活细节中的真相，帮助您养成正确的、健康的生活习惯。

🌺 不要迷信水果酵素

李然｜食品工程与营养硕士

最近，水果酵素着实火了一把。水果酵素号称有减肥、养颜、排毒等一系列健康功效，网上还配有很多家庭自制步骤，如此接地气的"天然保健食品"，让很多家庭主妇竞相追捧，纷纷在家里做起了水果酵素。

网上广泛流传了一种水果酵素的制作方法：准备一个干净的罐子，把新鲜水果洗净切块，加入一定比例的水和糖（糖、水果和水的比例从 1∶3∶10 到 1∶1∶5 不等）。将罐子密封后放在阴凉的地方，等待一两个星期，经过简单的发酵，得到的液体就是水果酵素了。

仅靠自己在家里倒腾几个瓶瓶罐罐就能做出具有神效的液体吗？这股水果酵素热让营养和食品领域的专业人士哭笑不得。其实，"酵素"二字来自日本，也就是我们所说的"酶"，因为起了一个时髦的名字，就成了一种高大上的新产品。

水果加糖，密封存放，这种制作工艺是不是似曾相识？四川泡菜是将萝卜、豇豆等蔬菜和白酒以及姜、盐、朝天椒、大料、花椒混合，放在坛子里密封发酵。这同水果酵素的制作方法和原理是一样的（酒酿、酸菜等的制作过程也类似），只不过水果酵素因为加了糖，水果在发酵中自身也会释放出糖，因此口感酸甜；而泡菜口味咸酸，如果说水果酵素能减肥、养颜，泡菜汁未尝不可呢？但真相并不是这样。

水果酵素本质上就是一种自然发酵制品，其号称具有多种保健功效，依靠的就是"酵素"这个噱头。事实上，酵素就是酶，酶就是一种具有催化活性的蛋白质，但吃到肚子里，经过胃液的酸性环境，被胃肠消化酶侵袭后，几乎已经支离破碎，发挥不了什么特殊的生理作用了。因此，酵素可减肥、排毒、清宿便的说法没有科学依据。

水果酵素号称的保健作用不靠谱，而且还要注意，家庭自制过程中还易出现安全卫生问题。因为是自然发酵制品，不像工业生产泡菜、腌菜等严格筛选菌种以及对生产条件的控制，水果酵素中的菌种不易控制，除了发酵需要的酵母菌或乳酸菌外，还可能产生很多杂菌，譬如受到霉菌污染，严重危害健康（若水果酵素上长了毛，一定不要食用），而且还可能产生很多亚硝酸盐。

因此，不要迷信水果酵素不靠谱的"保健功效"，也不要人云亦云。想获得水果对健康的积极作用，直接吃掉才是最好的。

❧ 兄弟水果大有不同

许冰｜国家二级公共营养师

....

葡萄和提子，芦柑和橘子，乌梅和李子，这些看似很像的食物，其实有着很多的不同。

❀ 葡萄和提子

外观： 葡萄形状多为圆球形，颜色较灰暗，且带有白霜。葡萄果肉汁多，果核比提子要大。而提子多为椭球形，外观光泽通透，皮薄，不容易剥下。

营养： 葡萄和提子都属于糖分较高的水果，整体来说营养没有太大差别，差别比较大的在果皮上。葡萄皮颜色深，故花青素含量较高，红提次之，青提最少。

吃法： 考虑到农药残留问题，建议剥皮食用。不过葡萄皮厚容易剥下，而提子皮薄处理起来比较麻烦。偶尔一次带皮吃没关系，实在担心就买容易剥皮的葡萄。

❀ 芦柑和橘子

外观： 芦柑个头比较均一，直径约为 5 厘米，而橘子种类较多，个头大小有异，直径为 2 ~ 8 厘米不等。芦柑果皮为黄橙色，而橘子果皮颜色有绿有橙。

营养： 两者的营养差异体现在味道上。芦柑既不太甜也不太酸，而橘子有偏酸和偏甜的，偏酸的有机酸含量多些，偏甜的果糖成分多一些，其余的，如维生素、矿物质的含量相差不大。

吃法： 很简单，去皮吃即可。不过果瓣上的丝络不要剔掉，这可是很好的膳食纤维。有条件的话可保留柑橘皮，风干保存制作陈皮，或者将柑橘皮泡水、煮汤，可获得橘皮苷这种生物活性物质。

❀ 乌梅和李子

外观： 乌梅多为干制品，表面皱缩且呈棕黑色或乌黑色，果肉可直接与核分离。而李子表面呈红紫色，且果肉摸起来较软。

营养： 乌梅的营养优势在于含多种有机酸，有生津、止渴、开胃的作用。李子作为新鲜水果，含水量较乌梅多，因此糖分比例较低。

吃法： 乌梅一般会被拿来泡水喝，或是被当成原料、制成药物，而李子一般是直接食用。

以上是外表相似但实际却不同的水果，还有一些水果产地不同，外表稍有不同，实质却相同。常见的如奇异果其实就是来自新西兰的猕猴桃，外观较猕猴桃较光滑；又如凤梨是来自台湾的菠萝；还有，车厘子就是来自欧洲和北美的欧洲甜樱桃等。

吃香蕉预防中风

李然｜食品工程与营养硕士

发表在《美国心脏病学会杂志》上的一项研究表明，每天吃香蕉可使中风概率降低。香蕉是含钾高的水果之一，适量吃对控制血压有利。

这项研究指出，每餐吃一根香蕉可使中风概率降低 21%。中风的原因 60% 与高血压相关，而每 100 克香蕉含钾约 256 毫克，一根香蕉的钾含量就有 500 毫克左右，且钠含量相对较低，对降血压有帮助。

而类似的研究也不止这一项。2014 年 9 月，美国《中风》杂志刊登了一项研究结果，其同样证明，高钾膳食有助于预防中风。这项研究以老年女性为研究对象，发现膳食中钾含量高的患中风的人数要明显低于低钾膳食的人群。

世界卫生组织推荐每日膳食中钾的摄入量为 3510 毫克，如何达到这个推荐量呢？只要每天吃足够的绿叶蔬菜、高钾的水果（比如香蕉）、薯类等，就可以很轻松地达到这一数量，对控制血压、预防中风都非常有利。提醒大家注意，香蕉的碳水化合物含量较多，不宜多吃。

此外，除了香蕉，还有很多高钾低钠的食物，中老年人都可以适当吃些。譬如菠菜、空心菜、苋菜、芥蓝等绿叶蔬菜，其钾含量不比香蕉低；黄豆、芋头、土豆等薯豆类也是补钾高手，而且是低脂肪高纤维食品；香菇、紫菜、银耳、海带等虽然钾含量高，但紫菜、海带等钠含量也高，烹调时要注意少放盐。

多种健康的土豆吃法

土豆做主食的好吃法

高明和｜国家高级中式烹调师、二级公共营养师

我国将启动土豆主粮化战略，要把土豆加工成馒头、面条、米粉等主食，土豆就此正式进军主食界。

土豆为什么能做主食呢？土豆属于谷薯类食物，淀粉含量较高，能达到小麦、稻米的四分之一，用土豆做主食，可以减少能量摄入，达到控制体重的目的。同时，土豆营养非常丰富，其中的钾、镁含量远高于精米白面，而高钾低钠的食物是高血压患者的首选食物。土豆中还富含维生素C、B族维生素和抗氧化的多酚类物质，因为膳食纤维含量丰富，能增加饱腹感，而这些都是精米白面做不到的。因此，土豆做主食，有利于控制体重增长、预防各种慢性疾病，改善居民营养膳食结构。

其实，欧洲一些国家很早就将土豆作为主食食用了，譬如在法国和德国，烤土豆是很常见的主食。但目前很多国人都把土豆当成蔬菜吃，而且，大多数人都不喜欢吃蒸土豆或烤土豆，觉得没有味道。日常饮食中，我们更喜欢吃香辣土豆丝、土豆炖肉等，注重口感让我们忘却了健康。土豆本身是吸油高手，这些重油的烹调方式不但会毁了土豆的营养优势，还会让食物的能量大大增加。

土豆做主食吃，建议多用蒸、烤、煮的方式。譬如烤土豆，土豆洗净用锡纸包裹，放入烤箱，在160℃下烤40分钟。待土豆熟后，在顶部切十字花刀，双手挤底部，让土豆稍微散开一些，撒少许黑胡椒、香葱碎、迷迭香碎等，低脂又健康，也可将土豆切成片烤熟吃。做土豆饼也不错：将土豆去皮擦成细丝，加少量盐和黑胡椒粉调味；不粘锅中加少量橄榄油，烧热后将土豆丝放入锅中翻炒，用铲子弄成圆饼状，用小火将两面各煎10分钟就可以了。

土豆三种最佳做法

张敬｜国家二级公共营养师

从烹饪营养的角度来说，土豆最佳的烹调方式排名：蒸、烤、煮。首先，营养成分

流失少；其次，避免高温加工产生致癌物质，同时，土豆中所含的碳水化合物产生的热量也会保持在最低值。最差的烹调方式则是煎、炸的方式，不仅会使营养成分流失，热量翻倍，而且烹调不当还会增加有害物质的产生。

维生素 C 属于水溶性维生素，很怕热，且去皮、切、淘洗及炒食等过程都会对其造成破坏。但土豆有点特别，据《中国食物成分表》的数据显示，蒸的方式可使土豆中维生素 C 含量提高 2 倍以上。

如何蒸或烤土豆呢？建议把整个带皮土豆洗净，直接上锅蒸或裹上锡纸放烤箱烤，不去皮，避免土豆有破损而造成营养流失，保证其完整性。蒸或烤熟后直接剥皮吃。土豆含大量抗性淀粉，放凉后会"反生"，减缓淀粉在肠道内的消化吸收。可偶尔用土豆泥代替部分主食，但一天不宜超过 200 克。

❀ 土豆烧肉很增肥

王蕾｜国家二级公共营养师

欧洲人把土豆当主食吃，烤土豆是法国人和德国人的常见主食。不放油、盐，做成烤土豆或蒸土豆，淀粉含量不如米饭和馒头高，升高血糖的速度也比较慢。而且，土豆淀粉属于抗性淀粉，饱腹感强，有利于健康。

但我们现在的一些烹调方式抹杀了土豆的这些健康益处，譬如炸薯条、香辣土豆丝、土豆饼、土豆炖肉等。这些菜制作时加了大量油，或者和肉类一起烹制，使能量升高。

土豆本身非常擅长吸油，而且因为其中含有淀粉，烹炒的时候如果油放得少了，炒的时候就会粘锅。虽然土豆本身比米饭的热量低，但烹制过程中吸收了太多油脂。炒菜时不算粘在盘子上的油，脂肪含量可达 10% ~ 12%，炸薯片通常是 25% ~ 35%，而全脂牛奶的脂肪含量只有 3%，鸡蛋也只有 10% 而已。于是，米饭配炒土豆丝，馒头加土豆烧肉等看似健康的食物其实也是增肥食物组合。

给大家推荐一道香烤土豆片。土豆切成半厘米厚的片，花椒焙香，碾碎，和盐、胡椒粉混合。在平底锅中涂少量油，土豆片放入锅里，盖上锅盖，小火慢烤约十分钟。翻面继续烤五六分钟，土豆变软时取出放盘中，撒少许椒盐食用。

吃粗粮的注意事项

吃杂粮面不如吃杂粮

吴笑吟｜《健康时报》实习记者

提倡吃杂粮，杂粮面也跟着火起来，因其烹调起来非常方便，尤其受到老年人的喜欢。但杂粮面到底好不好？营养物质有没有损失？

清华大学第一附属医院营养科王玉梅主任指出，五谷杂粮对健康有益毋庸置疑，比如秋冬吃得比较荤，可以借助燕麦来帮助降低血液中的胆固醇。

"但是，做成五谷杂粮面不如直接吃五谷杂粮。"北京同仁医院营养科营养师武韬解释，首先，加工的时候不一定能保证厂家不放其他的添加剂；其次，由于机器粉碎，可能会造成膳食纤维、矿物质等微量元素的损失；再者，由于机器温度比较高，粉打完以后不会直接包装，有些营养成分会被破坏。

王玉梅强调，杂粮面中如果没有添加剂，加工方式又比较合理，基本和吃杂粮没有什么差别，但要注意食用量。

将五谷杂粮磨成粉末或者打成米糊食用，杂粮从大颗粒变成小颗粒，更易消化吸收，慢性病患者要格外注意。比如糖尿病患者，过量食用杂粮面容易造成血糖迅速升高；而对于低血糖的患者来说，首先要找出低血糖的原因，靠吃五谷杂粮面不能解决根本原因。武韬强调，五谷杂粮毕竟比较粗糙，不太好消化，胃肠道功能不太好的人，即使是打成粉末也建议少吃。此外，肝硬化腹水的患者，因为食管、胃底静脉曲张，食用杂粮容易划伤食道，也不建议吃。

打粉后保存方法也会影响营养价值。因为这些食物都含有微量的脂肪，打成粉之后，和空气中的氧气接触面积大大增加，非常容易发生氧化，不仅营养价值降低，还会产生一些对健康不利的物质。而一旦受潮，营养丰富的粉也会给微生物营造良好的生存空间，给人体健康带来威胁。

建议尽量多吃五谷杂粮，越少加工越好。如果买来杂粮面，最好放入隔绝水分的保存容器内，比如密封罐等。用来舀面的勺子，一定要保持干燥状态。

❋ 玉米制品不一定都是粗粮

时阳｜国家二级公共营养师

棒子面粥、贴饼子、菜团子、窝窝头、玉米发糕等，它们的原料其实都是玉米。但是玉米制品都能算做粗粮吗？不一定。

跟粗粮相比，细粮在加工过程中去掉了谷粒中的谷皮、糊粉层和谷胚。粗粮口感比较糙，吃起来有些刺嗓子，谷胚又不利于长期储存，所以在精细加工中，这些部分都被打磨掉了，只剩下口感好、营养却单一的胚乳。说回到玉米，如果直接啃玉米棒子，把玉米粒和棒子上的小粒都吃掉的话，那是粗粮。但如果是制成玉米面等，就不一定了。

现在的玉米磨面，一般都是把外皮磨掉，而且要磨两三遍，去外皮后再打粉，得到的玉米面中没有了谷皮和糊粉层，谷胚也早已流失，口感细腻，已经和"细粮"差不多了。购买时要注意，质地特别细腻的玉米面肯定是去了皮的，如果皮层存在，玉米面的质地会比较松散、略粗糙。而且，完整玉米粒磨出来的玉米面味道更加浓郁，烹调后口感也会有很大差别。

❋ 全麦面粉搓一搓辨真假

张敏｜国家二级公共营养师

防治各种慢病，主食就不能太精细化。现在推崇吃粗粮杂粮，尤其是全麦食品。但市场上不论是全麦面粉，还是制成的全麦面包或馒头，都不一定是货真价实的。

首先来看全麦面粉，全麦面粉应包含麸皮、糊粉层、胚乳、胚芽4个部分，即整个麦粒的各个部分，由全粒小麦经过磨粉、筛分（分级适当颗粒大小）等步骤，保有与原来整粒小麦相同比例的胚乳、麸皮及胚芽等成分制成的产品。全麦面粉富含B族维生素、维生素E，钙、铁、锌等矿物质以及膳食纤维，在各种面粉中属于营养价值最高的。

但也正是因为如此，真正的全麦面粉容易生虫，不好保存，要在市场上长期销售有点难度。所以，现在外面卖的全麦面粉中有一些根本不是真正的全麦，是在富强粉里加了一些麸皮进去制成，而这一点能帮助鉴别真假全面粉。

譬如，购买的时候可以将全麦面粉在掌心搓开，可以看到有粉碎的麸皮在里面，但面的颜色不会太黑，而如果面粉的颜色异常发黑，就要考虑是否有添加物。此外，购买全麦面粉或全麦制品（馒头、面包类的），如果看见其中有大片的麦麸存在，说明很可能是用普通面粉加麦麸"调配"而成的。

全麦面粉虽然营养价值高，但加工后颜色会变黑一些，口感较一般面粉粗糙。因此，制作馒头、面包或面条时，可以先从少量添加开始，逐渐适应后再增加用量。建议做些发酵类食品，如全麦面包、发糕、馒头等，B 族维生素经发酵可成倍增长、提高利用率，同时，膳食纤维也更易于胃肠道消化吸收。做馒头时可用纯牛奶和面，做面包和发糕还可以用面包机做，根据食材的配比说明，一键操作，比较简便。

全麦面粉有"糖尿病患者的专用面粉"之称，且对降低胆固醇、控制血糖、维持肠道健康有益，慢性病患者、老人、肥胖超重者都可以适量吃些。

跟营养师学做早餐

魏帼 | 北京中医药大学东方医院临床营养科主治医师

2014 年"联合国糖尿病日"的主题就是健康饮食从早餐开始。无论是喜欢中式还是西式的早餐，只有营养丰富才是关键。以一顿 2000 千焦能量的早餐为例，"糖友"们可以这么吃。

中式早餐： 1 份杂粮粥（大米、薏仁、高粱米、绿豆、红豆各少许）、1 个小窝头、1个小花卷、1 个煮鸡蛋、1 杯酸奶、芹菜拌豆干（芹菜 150 克、豆干少许）。

这顿饭包含的主食有杂粮粥和窝头、花卷，满足了早餐对于主食和食物种类丰富的需求。而鸡蛋、酸奶、豆干也保证了糖友蛋白质的摄入，最后，芹菜的加入为这顿早饭增加了维生素和矿物质的补充。

这顿早饭制作起来也不费劲，杂粮粥可以利用家里的豆浆机完成，窝头、花卷、煮鸡蛋三样可以一起制作。凉菜只需要将芹菜热水焯拌一下，加入现成的豆干就算完成了。酸奶更是可以直接从冰箱里拿出来饮用，既营养又省时省力。

西式早餐： 1 杯 200 毫升左右的牛奶、1 个自制三明治（无糖面包片 2 片、生菜叶少许、培根 2 片）、蔬菜沙拉（生菜、洋葱、胡萝卜、番茄共 150 克）、土豆泥（土豆 100克、酸奶少许）。

这顿饭中的主食是面包片和土豆泥。土豆中淀粉含量较高，又含有丰富的矿物质，可以作为主食补充能量，还可提供微量元素。蛋白质通过牛奶、培根、酸奶来提供，而蔬菜则通过生菜、洋葱、胡萝卜和番茄来提供。

这两份早餐热量不高，食物种类多样化，营养也很全面。

洗菜别用盐水久泡

牛爱丽｜国家二级公共营养师

农药残留是我们吃果蔬时最担心的问题，很多人喜欢用盐水泡洗果蔬，认为这样能洗得更干净。但要注意，如果泡洗时间过长，反而会越洗越"脏"。

很多人习惯加盐浸泡蔬菜，虽然加盐浸泡可在一定程度上降低农残、杀死蔬果表面的微生物，但千万不要用浓盐水长时间浸泡清洗蔬菜。

盐浓度如果过高，不仅能杀死微生物，也会破坏食物表面细胞，使水中的有害物质渗入蔬菜内。且由于过度施用氮肥，蔬菜中硝酸盐含量往往偏高，长时间浸泡，会增加蔬菜中的亚硝酸盐。如果要用盐浸泡，5分钟左右即可，时间不宜长。

农民在喷洒农药时，尤其是叶菜类，农药会顺着叶子流到根部，因此清洗时，根部重叠部位要掰开来冲洗，菜叶逐片清洗。搓洗时不要用力太大，以免破坏蔬菜表皮，造成二次污染。

研究发现，焯水可去除80%左右的农药残留。尤其是叶类蔬菜，如菠菜、白菜、油菜、菜心、甘蓝等。实验证明，一些耐热的蔬菜如豆角、芹菜、菜花等，用开水烫几分钟也可使农药残留下降30%。同时，焯水还能有效去除蔬菜中的草酸和亚硝酸盐。但焯水会造成维生素C、B族维生素的损失，时间越长，损失越多。所以，应尽量减少焯水时间。

提示： 大部分农药一般会残留在蔬果表皮上，所以去皮也是降低农残的好方法，黄瓜、胡萝卜、冬瓜、苹果、梨等都可以去皮后食用。

🌿 下馆子别少了主食

李园园 ｜ 食品工程与营养硕士

如今，饮食陋习成了中国人在吃的方面的大问题。而在众多饮食陋习中，下馆子就餐，很多人不吃主食，这种习惯很不好。

下馆子点餐，种类丰富，口味极好，很多人只顾着吃肉、吃菜，根本没有给主食预留"位置"。而且，很多人认为，既然吃了这么多菜和肉，营养摄入足够了，没必要吃主食。但事实上，不同种类的食物给身体提供的营养物质有所偏重，主食主要提供碳水化合物，其是人体不可缺少的营养物质，在体内释放能量较快，几乎是红细胞唯一可利用的能量来源，也是人体的指挥官——大脑和神经系统，以及生命的发动机——心脏和肌肉活动的主要能源。不吃主食，碳水化合物供应不足，可能会出现大脑反应迟钝、耐力减弱、工作效率降低等情况。餐馆里的菜品大多高油、高盐，只吃菜不吃饭，营养摄入不均衡，还会使能量和脂肪摄入增多。

除了不吃主食，很多人在外就餐时点的主食也非常不健康。熬煮时间很长的大米粥、筋道的拉面、酸辣粉、油炸糕点、甜品等都是餐馆颇受欢迎的主食种类，但它们也是"营养最差的主食"。就拿"白富美"的精米白面来说，虽然充饥效果好，但丢失了很多宝贵的营养成分，吃进去之后血糖有如过山车，在短时间内会快速上升，不利于血糖控制。油炸会毁了一切，尤其是油炸薯类，很多营养成分被破坏掉，而且还可能产生致癌物丙烯酰胺。

因此，在外就餐时一定要吃主食，但要避免煎炸的主食，最好选择馒头、窝窝头、煎饼、杂粮面条、芋头、地瓜、紫薯，以及能够当作主食的土豆、山药、莲藕等健康食品。

洋葱是第一畅销蔬菜

李蓓｜营养与食品卫生学硕士

洋葱是全球种植面积最广、最多人吃的蔬菜。而中国和印度是洋葱产量和消耗量最多的国家，占全球产量比重达 45%。

洋葱是真正的全球普及的蔬菜。法国人喜欢喝洋葱汤，意大利面的配菜少不了洋葱，希腊人最擅长用洋葱调味，印度人尤其喜欢吃生洋葱。而在国内，洋葱也是很多家庭最常吃的蔬菜之一，炒、凉拌、炖煮都可以。

在营养方面，洋葱的确是种非常好的保健蔬菜，不仅富含膳食纤维及矿物质和维生素；而且，洋葱中含有与葱、蒜中的成分一样的辣素，有浓郁的气味，可刺激胃酸分泌，增进食欲，杀菌，预防感冒。

更重要的是，洋葱富含槲皮素（含量在果蔬中名列前茅），其属于黄酮类植物化学物，有扩张血管、促进血液循环的作用，对降低毛细血管脆性、预防动脉硬化等有利。因此，对于许多人来说，洋葱是要适当多吃的健康蔬菜，对控制血脂、抗衰老等都有帮助。

市场上的洋葱有三种：紫皮、黄皮和白皮洋葱。紫皮洋葱的膳食纤维、各种矿物质及保健成分含量最高，但其风味最浓，辣味最重，最好炒着吃。白皮洋葱肉质柔嫩、汁水最多，辣味最轻，可生吃或做沙拉。黄皮洋葱适合烹饪海鲜。

洋葱炒鸡蛋很适合中老年人吃，洋葱炒黄瓜也不错，清淡爽口。也可以学法国人做洋葱汤喝：将洋葱切片，油热后将洋葱用小火炒至金黄色，锅中加适量水，慢火熬约一个小时。

切洋葱时容易让人泪流满面，可先把刀用水冲一下，切几下再冲一下，洋葱的辣味物质易溶于水，这样能减轻对眼睛的刺激。

🌿 大蒜帮助缓解牙痛

李桂珍｜国家中级临床营养师、副主任护师

大蒜含有蒜氨酸和蒜酶这两种有效物质，一旦把大蒜碾碎，它们就会互相接触，形成一种没有颜色的油滑液体——大蒜素。大蒜素有很强的抗菌和消炎作用，牙疼时，将大蒜捣烂，温热后敷在牙疼的部位可以缓解症状。需要注意的是，牙病还是需要专业的医生来治疗。

🌿 鉴别真假黑芝麻

牛爱丽｜国家二级公共营养师

买黑芝麻要当心，防止买到将白芝麻染成黑色的"黑芝麻"。下面教大家一些简便的鉴别真假黑芝麻的方法。

先看一下芝麻心。找出一个有断口的黑芝麻，看断口部分的颜色，正常情况下，虽然黑芝麻表皮是黑色的，但籽里面是白色的。但如果断口处是黑色的，芝麻很可能是染色而成的，不要买。

也可以用打湿的纸巾辨别真伪。将芝麻放在湿纸巾上揉搓，不掉色的是真货，否则可能是假货。而且，真正的黑芝麻吃起来有点微甜，有芝麻香味，没有任何异味，而有问题的黑芝麻有种奇怪的味道，有的还会发苦。

此外，还得学会正确地吃芝麻。不管是黑芝麻还是白芝麻，都是很好的烹饪辅料。日常生活中，我们吃得较多的芝麻制品是芝麻酱和香油。此外，芝麻也是常用食材之一。吃整粒芝麻的方式不是很科学，因为芝麻仁外面有一层稍硬的膜，只有把它碾碎，其中的营养成分才能被吸收。所以，整粒的芝麻炒熟后，最好将其碾碎了再吃，或者吃的时候多嚼几下，以利于营养成分的吸收。

红米饭健康又营养

房红荟丨营养与食品卫生学博士

餐餐红米饭，就着南瓜和茄子，这就是当年的"红军饭"。如今，生活水平提高了，很多人大鱼大肉吃得太多，不妨吃吃健康营养的红米饭。

跟如今吃的精米白面相比，红米（颜色殷红如血、形状与大米无异）没有去掉谷皮和谷胚，是纯正的全谷物。其膳食纤维含量十分丰富，可以帮助降低血胆固醇，帮你"刮刮油"。

与大米相比，红米在营养价值上更胜一筹，蛋白质含量在 10% ~ 15%，且氨基酸组成较为平衡合理。矿物质含量也丰富，研究显示，红米中铁、锌等微量元素比普通大米高几十倍，对于改善缺铁性贫血有一定帮助。

此外，红米中的一些生物活性物质，如花青素、黄酮等，对人体健康也很有益，尤其在抗氧化、抗动脉粥样硬化方面的作用已得到了相关科学论证。挑选红米时，以外观饱满、完整、带有光泽、无虫蛀、无破碎的为佳。清洗时，淘洗 2 ~ 3 次，把杂质去净即可。在做红米杂粮饭时，可将红米和糙米洗净，用少量水浸泡两小时，再加入适量淘洗好的白米，煮好后多焖一会儿就行了。

红米饭中还可配上南瓜汤。南瓜现在俨然已经成为有益健康的"明星食物"，维生素 C 含量为 8 毫克 /100 克，β- 胡萝卜素含量为 890 微克 /100 克，维生素 E 含量也很丰富，有一定抗氧化作用和护眼效果。南瓜中可溶性膳食纤维含量较多，也能帮助"刮刮油"，保护心血管。注意，有很多人觉得南瓜口感软面，当主食不错。但从营养上讲，南瓜淀粉含量少，不适合单独作主食。

买盒装豆浆看两个指标

许冰 | 国家二级公共营养师

街边早餐摊卖的豆浆，其原料和卫生不能保证，许多消费者会在超市购买盒装豆浆。而盒装豆浆也不一定营养健康，购买时要看糖和蛋白质含量。

如何保证自己买到的盒装豆浆是优质的？一般来说，优先选择配料表简单的盒装豆浆。配料表越简单，就意味着豆浆越纯正，比如配料表后面只标明"水"和"黄豆"的豆浆，就基本等同于现榨的鲜豆浆。如果配料表中还出现了诸如白砂糖、果葡糖浆及各种食品添加剂，那就意味着这盒豆浆的营养价值已经大打折扣了。

除配料表之外，还要学会看营养成分表。因为黄豆本身含糖量（碳水化合物）不多，因此，在豆浆的营养成分表中，"碳水化合物"这栏的数值会比较低，一般不高于 1.0 克/100 毫升。若是豆浆中添加了白砂糖或果葡糖浆，碳水化合物这栏的数值一般会高于 3.0 克/100 毫升。摄入过多的糖容易增加龋齿、肥胖的风险，因此，不建议买这种额外添加了糖的豆浆。

提示： 蛋白质是衡量豆浆优劣的一个重要指标。根据相关标准，蛋白质含量小于 2.0% 的（即 2.0 克/100 毫升），只能称之为豆浆饮料，而不能称为豆浆。购买盒装豆浆时要注意看其蛋白质含量的数值。

真假豆浆这么鉴别

何丽 | 中国疾病预防控制中心营养与健康研究所研究员

外出买豆浆，务必要看仔细，千万别买到假豆浆。假豆浆营养价值低，且很可能是用豆浆精"冲"出来的，多喝有损健康。

❀ 假豆浆：豆香味淡，有点奶香味

早餐摊上有很多杯状的豆浆，喝起来没什么豆浆味，还齁甜齁甜的，有的甚至有奶香味。这种很可能是用豆浆精调出来的。

豆浆精不是浓缩的豆浆粉，它和黄豆没有任何关系，主要成分是香精、增稠剂、糖或甜味剂。但将豆浆精兑到水中还调不出能以假乱真的豆浆，商贩一般会在打豆浆时加入豆浆精，以提高"产量"。如 0.5 千克黄豆加 4.5 千克水能磨出 5 千克豆浆，如果加入豆浆精，就可再加入更多水，而不会使豆浆味道变淡。例如，0.5 千克黄豆加 29.5 千克水，再加入适量豆浆精，能打出 30 千克豆浆，使商家的利润大大增加。

豆浆精的香味大多来自其中的香精——香兰素。香兰素虽然是食用香精，可如果超标食用，也可能出现头疼、恶心、呕吐的症状，时间长了损害健康。

❀ 真豆浆：有豆香味，略带豆腥味

用豆浆精勾兑豆浆的现象可能比较普遍，但很多消费者却不知如何鉴别。其实，区分鲜豆浆和豆浆精豆浆并不困难，只要注意下面两点即可。

首先就是豆浆的颜色，别买灰白色的。用黄豆打的豆浆是乳白色或淡黄色，质量差一些的则呈白色或灰白色。而一旦是用豆浆精冲出来的，颜色要淡。

其次就是味道，鲜豆浆有豆香味且略带豆腥味，用豆浆精勾兑的则豆香味很淡，有的甚至有奶香味（豆浆精中的香兰素散发的味道）。

买回的豆浆可放一会儿再喝，好豆浆静置一两个小时后会有一点沉淀，而劣质豆浆不仅沉淀多，还会出现分层现象。此外，豆浆并非越黏稠越好，有些可能是加了增稠剂。

🌿 果蔬麦片不及纯燕麦

王蕾｜国家二级公共营养师

市场上有袋装和散装燕麦片，也有速食麦片以及添加了果蔬、坚果的麦片产品等。到底哪种营养好？很多消费者对此都有疑问。

燕麦粥之所以吃起来黏黏的，就是来自于其中的 β- 葡聚糖，其具有众多健康益处，譬如降胆固醇、保护肠道、帮助控糖等。但只有燕麦中 β- 葡聚糖含量越高，黏性越大，保健效果才越好。

纯燕麦片中 β- 葡聚糖含量高，是首选。纯燕麦片是燕麦粒轧制而成，呈扁平状，直径约相当于黄豆粒，形状完整。经过速食处理的燕麦片有些散碎，但仍能看出其原有形状。麦片则是由多种谷物混合而成，如小麦、大米、玉米、大麦等，燕麦片只占一小部分，有的甚至不含燕麦片。国外的燕麦片喜欢加入水果干、坚果片、豆类碎片等，国内的则喜欢加入麦芽糊精、白糖、奶精（植脂末）、香精等。相比之下，加入水果、坚果和豆类较为健康，而加入白糖和糊精会提高血糖上升速度，加入奶精则不利于心血管健康。

虽然一些产品添加了果蔬、坚果等，但总的来说营养不及普通纯燕麦。

提示： 燕麦做成粥，口感越黏糊，保健效果越好，但并非其他食物也是这样。糯米饭很黏，但支链淀粉比例高，快速升高血糖"能力"强，高于普通粳米，甚至超过了白糖。尤其是刚出锅的糯米饭，血糖高的人或糖尿病患者要注意。

🌿 关于牛奶的健康知识

❁ 喝牛奶别"一口闷"

刘伟｜国家二级公共营养师

吃饭讲究细嚼慢咽，喝牛奶也是一样的道理。如果牛奶喝得太快，会对胃肠造成一定的负担，乳糖酶无法在极短的时间内达到身体所需要的水平，造成应激性的乳糖不耐受，不仅会引起腹泻，还会造成牛奶中营养的浪费。

❀ 关于牛奶的五个谣言

朱颖 | 上海海洋大学食品科学与工程硕士

早餐奶比普通奶更营养?

真相: 早餐奶中添加了大量的糖和一点麦粉等,与普通奶的营养差不多,但却含有香精等食品添加剂,不如普通牛奶。早餐奶的能量和蛋白质供应只有早餐需求的 1/3,远不能代替早餐。早餐可以喝杯纯牛奶,再加适量主食、坚果以及果蔬,营养齐全。

高钙牛奶补钙效果好?

真相: 牛奶本身就是含钙丰富的食物,而且其中的钙与蛋白质保持微妙的平衡关系,如果向其中添加少量的钙,可能对这种平衡影响比较小;若添加太多的钙,则容易造成蛋白质体系的不稳定,使得蛋白质沉淀,影响口感和品质。所以向牛奶中加钙是一项非常有技术难度的工艺,多加反而不宜。

青菜补钙效果比奶好?

真相: 网络上广泛流传一篇文章,说青菜补钙效果比奶好。奶、豆制品、硬果类、虾皮、绿叶菜中都含钙,补钙效果好与坏不仅与钙含量有关,还与吸收率有关。奶及奶制品的钙容易吸收,而绿叶蔬菜中虽含钙,但也含草酸、植酸,会阻碍钙吸收。绿叶菜可作为除奶制品以外的钙的来源。

牛奶不能和果汁混喝?

真相: 首先,蔬果中的酸性物质大都属于有机酸,如苹果酸、柠檬酸等,不会与钙形成难溶性的化合物,所以不会抑制钙的吸收。其次,果汁中含有草酸,钙与草酸结合生成草酸钙沉淀,影响钙的吸收。但是还要看果汁中草酸的含量,以及往牛奶中混合的果汁的量。

木瓜牛奶同吃损营养?

真相: 木瓜中含有蛋白分解酶,就因为如此,有些人就由此分析,木瓜会分解牛奶中的蛋白质,使牛奶的营养失效。而事实上,木瓜中的酶会将蛋白质分解成小的分子肽或者氨基酸片段,反而使营养成分更易让身体吸收。

❀ 牛奶的搭档有很多

姚宇｜国家二级公共营养师

牛奶不能和很多食物搭配，否则就是白喝？牛奶中的钙和果汁反应变成结石，导致腹痛难忍？一些人认为牛奶只能单独喝，其实牛奶能和很多食物搭配，营养和口感也更好。

蜂蜜牛奶——老少皆宜

很多人不喜欢牛奶的"腥味"，而蜂蜜就是"去腥利器"。蜂蜜的甜味多来源于单糖，易被人体消化吸收，且可直接供能，早餐饮用蜂蜜牛奶可以迅速提供能量，给予你充足的活力。蜂蜜还有润肠通便的功效，对于易便秘的人来说更是绝佳搭配。但糖尿病患者不推荐这种搭配。

紫薯牛奶——女性专属

饮用紫薯牛奶，既能获得丰富的花青素，又能补充身体需要的钙。但紫薯牛奶做起来有技巧，将紫薯去皮切片放盘子里蒸熟，盘里会有紫色的蒸馏水，加两滴柠檬汁变成红色（也可加点小苏打会变成蓝色）。将紫薯压成泥，与盘中的蒸馏水混合均匀，再加入牛奶，这时牛奶的颜色会很均匀。

芝麻牛奶——双重补钙

很多人喜欢喝黑芝麻糊，觉得营养健康。但现在大部分产品的主料第一位是大米粉，且会为了调味而加入大量糖，升高血糖的速度很快。

将黑芝麻打成粉，往牛奶中加 1 勺（约 5 克）搅匀，就是 1 杯真正的健康饮品。1 杯黑芝麻粉牛奶可以帮你补充很多钙质，但芝麻粉不要放得太多，以免脂肪过多。

❀ 巴氏酸奶和普通酸奶有什么区别

杨庭｜江南大学食品工程硕士、国家二级公共营养师

酸奶大都需冷藏，但现在超市中有常温保存的巴氏酸奶，其和普通酸奶有何区别？

巴氏酸奶在普通酸奶基础上又经过了一次热处理杀菌工艺，杀死了酸奶中的有害细菌和几乎所有的活性乳酸菌，不会有乳酸菌过度发酵破坏酸奶风味的问题，可在常温下放置达 150 天。但也正因为如此，这种酸奶中基本不含活的乳酸菌。

市场上的巴氏酸奶和普通酸奶均要按照 GB19302-2010 风味发酵乳标准，即 100 克酸奶中蛋白质 ≥ 2.3 克，而巴氏酸奶在加工过程中会额外添加不等量的乳清蛋白，蛋白质总量比普通酸奶稍高一些；巴氏酸奶的热处理对钙几乎没有影响。因此，在补充优质蛋白和钙方面，两者差别不大。

为了保证巴氏酸奶在热处理过程中的口感和风味，会添加稳定剂、乳化剂、香精等，有的还会加入奶油增加奶香味，但只要符合标准就不会影响健康。

提示： 无论巴式酸奶还是普通酸奶，只要符合国家标准，都可以饮用。

虾皮也有生熟之分

夏翙｜国家二级公共营养师

带骨的小鱼小虾也是膳食钙的良好来源之一，譬如海米、虾皮、小鱼、小河虾等。很多人会买虾皮当烹调佐料，但你可能不知道，虾皮也分生熟，其含盐量、耐储存性都不同。

市场上的虾皮一般分为生晒、熟晒两种，生晒的不添加盐，将小虾直接晾晒而成，其鲜度高，不易返潮霉变；而熟晒的要加盐煮沸，然后沥干暴晒，虽然很鲜，但吃起来很咸。

不论是哪种虾皮，好的虾皮应该是半透明、琥珀色（颜色发红或白都不好），体长在两厘米以上，而且要个头整齐，肉质饱满。用手紧握一把虾皮，如果松手即散开，说明是干燥适度的优质品；若松手不散，且碎末多或发黏，则为次品或者变质品。

可根据需要购买两种虾皮，回家也可进一步加工一下。把生晒虾皮洗净晾干，在锅中倒入适量香油，把葱、姜、蒜末煸香，把虾皮倒入翻炒，加入白糖、芝麻，炒匀后起锅。虾皮冷却后装罐保存在冰箱里。每天拿出来当零食吃，补钙还不含防腐剂。而熟晒虾皮很咸，可以洗净晾干，放入锅中焙干，然后碾碎成粉末状，用筛网过滤掉较粗的虾皮碎，做好的虾皮粉可代替盐和味精使用。

煮鸡蛋的8分钟原则

煮鸡蛋的黄金 8 分钟

李然 | 食品工程与营养硕士

煮鸡蛋看似简单,却很有学问。若煮法不当,不但口感不好,还会破坏鸡蛋中的营养成分。

鸡蛋最容易受到沙门菌等致病菌的污染,为了确保沙门菌全部被杀死,很多人将鸡蛋丢进锅里,一煮就是很长时间,这种习惯非常不好。

事实上,长时间的高温水煮虽然可以起到充分杀菌的作用,但却产生了另一个问题——即营养成分流失增加以及脂肪被氧化,尤其是维生素 E 损失大。鸡蛋煮的时间长,不但鸡蛋口感老,吃起来比较噎人,维生素 E 也会损失 16% 左右。而脂肪及胆固醇氧化会产生对健康不利的物质,尤其是胆固醇的氧化产物,会对血管内皮造成损伤。

因此,煮鸡蛋一定要恰到好处,最好煮得嫩一些,兼顾口感和营养。把鸡蛋放入冷水中,先大火煮开,然后保持沸腾状态再煮 3 ~ 5 分钟,把火关掉,用余热把鸡蛋再焖一会儿,一般共需要 8 分钟左右。这样煮出来的鸡蛋状态最健康,蛋清柔嫩,蛋黄刚刚凝固,吃起来鲜嫩不噎人。

总结: 最好不要吃半熟的鸡蛋,蛋黄处于"溏心"状态,说明灭菌不彻底,会增加被沙门氏菌等致病菌感染的风险。控制好煮的时间,待蛋黄完全凝固后再吃会比较好。

煮老的鸡蛋营养损失大

黄伟 | 国家一级公共营养师、高级中式烹调师

美国人喜欢吃溏心鸡蛋,日本人喜欢吃生鸡蛋,从食品安全和卫生的角度来说,鸡蛋烹熟食用才最安全。但鸡蛋也不能煮老了,鸡蛋一旦煮老了,会增加营养成分的流失。

鸡蛋表面往往有沙门菌污染,生鸡蛋或烹煮不熟的鸡蛋很可能带有沙门菌,这种细菌可能会导致发热、腹泻、腹痛等,严重的甚至会威胁生命。

鸡蛋应烹熟食用,但另一方面,鸡蛋煮得太过、太老也有损营养,而且口感不好。

煮太老会使鸡蛋蛋白质变性过度，影响吸收，而且，目前有研究表明，煮得过老的鸡蛋和炒鸡蛋相比，营养成分的流失和脂肪氧化率较高，其中维生素 E 相对损失要高 16%，而氧化的程度要高 30% 左右。

煮鸡蛋相对最健康，建议鸡蛋凉水下锅，锅里加点盐（会让煮好的鸡蛋更好剥壳）。让水温保持在 80℃左右，煮 8 分钟左右即可。用这种温度煮出来的鸡蛋由于蛋白质的凝胶过程相对比较慢，因此鸡蛋的口感更嫩，营养也更利于人体吸收。如果掌握不好火候，建议水烧开后煮 3 ~ 4 分钟关火，然后再慢慢浸熟，这样也可以。

提示： 现在市场上有专门的煮蛋器，简单方便，可根据需要使用。不建议煎炸鸡蛋，更不要把鸡蛋做得很老，有些人甚至喜欢把鸡蛋炸得很脆后再食用，不但营养尽毁，而且油脂含量高，对健康有诸多不利。

健康的猪肉吃法

王璐｜公共卫生学硕士、国家二级公共营养师

红烧肉固然色香味美，然而肥胖者和"三高"人群却只能对此浅尝辄止。一方面由于其原料"五花肉"中的饱和脂肪过高，而优质蛋白质含量却不多，不利于心脑血管的健康；另一方面因为红烧这种长时间炖煮的烹饪方式会让猪肉中丰富的 B 族维生素流失殆尽。

五谷杂粮蒸小排，以小米、豆类、芝麻裹满鲜嫩多汁的猪排骨，上锅蒸制，制作中少油、少盐。粗粮中丰富的膳食纤维和 B 族维生素不仅能增加饱腹感，减少肉的摄入，还能帮助消化，适合老人、小孩以及"三高"人群。

猪排骨炖汤也不错，可以发挥膳食的多样性，满足不同人群的口味和营养需要。不仅可以搭配玉米、莲藕、海带等常见食材，还可以将枸杞子、山药、红枣等药食同源的食物也加入到汤底中，其汤汁清亮、鲜香、不油腻，可谓冬日滋补的佳品。

猪肉做馅更是广受欢迎。猪肉白菜馅滋味甜美，猪肉茴香馅辛香不腻，猪肉荠菜馅野味十足，猪肉香菇馅鲜香诱人。对于肠胃功能较差的人或吃不了大块猪肉的幼儿来说，

可以尝试猪肉馅的包子或饺子。

除此之外，取上好的猪瘦肉用白水煮熟，煮到肉质软烂为止，然后捞出，搭配西芹、藕片、胡萝卜等蔬菜以及调料进行凉拌，或者直接蘸调味汁食用。也可以碾碎做成蔬菜肉丸，低盐、低脂，用来做汤或者火锅，四季皆宜。

不过，即便不是红烧食用，每天猪肉的摄入量也不宜过多。

🌿 维生素B₁的知识点

❀ 维生素 B₁ 是"快乐维生素"

雍凌 ｜ 营养与食品卫生学硕士

疲乏不堪、情绪沮丧，你有可能得了"营养病"，即因饮食结构不合理导致维生素 B₁ 缺乏。每种维生素都有其特有的生理功效，而维生素 B₁ 等 B 族维生素跟我们的情绪相关，被称为"快乐维生素"。

2013 年，中科院上海生命科学研究院在《国际营养学杂志》上发表了一项研究结果，发现在北京和上海的老年人群中，维生素 B₁ 不足和老年人的抑郁症有关，且随着体内维生素 B₁ 浓度的降低，患上抑郁症的风险显著上升。其实，神经系统对于维生素 B₁ 的营养状况特别敏感，而我们现在的饮食模式非常容易造成维生素 B₁ 缺乏，《中国成年居民营养素摄入状况的评价》中指出，80% 左右的国人维生素 B₁、维生素 B₂ 摄入不足。

我们为什么会缺乏维生素 B₁ 呢？因为维生素 B₁ 的主要来源是全谷、干豆、薯类以及各种鲜豆、坚果和种子等，而精白米面中的含量非常少（小麦加工成精白面，维生素 B₁ 已损失了七八成），油条等很多人喜欢吃的煎炸食品中的维生素 B₁ 几乎被破坏殆尽。长期吃精米白面，豆类、薯类吃得太少，加上紧张、压力等增加 B 族维生素从体内排出，导致维生素 B₁ 缺乏，从而出现情绪沮丧、工作效率低下等情况。不仅如此，维生素 B₁ 还是人体物质代谢与能量代谢的关键物质，缺乏维生素 B₁ 的影响广泛，可能会使神经系统、心血管系统、消化系统等出现问题。

作为快乐维生素，摄入充足的维生素 B_1 对保持好心情很重要，因此，饮食中要多加注意。首先，主食中一定要增加小米、全麦、燕麦、玉米等全谷类食品的摄入。就拿小米来说，它富含维生素 B_1，而且钾、镁、铁的含量是大米的数倍，熬小米粥，或者用小米和大米蒸"金银饭"吃，都非常好。尽量在熬粥或蒸饭时加一些红豆、绿豆、芸豆等干豆类，增加主食的营养。

此外，要趁着季节吃点鲜嫩的毛豆、蚕豆、豌豆等嫩豆类，它们富含维生素 B_1、钾和膳食纤维，不但对调节情绪有利，对整体健康也非常好。坚果也富含维生素 B_1，尤其是葵花子，因此，建议买原味、新鲜的坚果做零食。

✾ 缺乏维生素 B_1 的各种原因

王蕾｜国家二级公共营养师

维生素 B_1 与神经系统的功能关系密切，缺乏时，会令人感到乏力或肌肉酸疼，情绪和思维也会受到影响。而导致维生素 B_1 缺乏的往往是一些不健康的饮食习惯。

加了碱 油条等煎炸面食经过油炸和加碱（如小苏打），其中的维生素 B_1 几乎损失殆尽；大米粥在加碱之后，维生素 B_1 几乎全军覆没；快餐店中的各种面条为了让口感筋道，会加入碳酸钾之类碱性物质，维生素 B_1 也遭破坏。

反复搓 米粉、米线等制作时会放在水中反复搓洗，营养流失严重，其中的维生素 B_1 几乎可忽略不计。

吃得细 现在，大米由于加工精细，维生素 B_1 含量很低。现代人之所以容易缺乏维生素 B_1，就是因为吃得太过精细。

甜零食 各种甜食中的精制糖、精制淀粉、糊精等配料含量高，这些配料不仅不含维生素 B_1，反会消耗人体当中的维生素 B_1，这些甜食吃得越多，越易造成维生素 B_1 的缺乏。

饮酒多 身体代谢酒精需要维生素 B_1 的帮助，喝酒会加大对这种维生素的需要量，故大量饮酒会导致维生素 B_1 的缺乏。而在酗酒者中，维生素 B_1 缺乏的比例高达 80%。

🌿 蜂蜜到底会不会放坏

牛爱丽 ｜ 国家二级公共营养师

有人认为，蜂蜜是高浓度糖，微生物无法生存，是不会腐败变质的食品。真相到底如何？

纯蜂蜜确实有很强的抗菌能力，因为高浓度的糖能抑制微生物，一般糖含量超过65%就不必担心微生物造成腐败了，而蜂蜜含糖量超过了80%，渗透压太高，微生物无法繁殖。且蜂蜜中含有大量活性酶，具有很强的抑菌、杀菌功能。因此，真正成熟的纯蜂蜜久置后完全能食用，没有严格保质期，室温下密闭保存几年都不会坏。

理论上虽如此，但实际却有差别。因为食用的蜂蜜都是在非密封状态，甚至是散装的，食用过程中有可能受到外界污染。因此，即使再纯正、成熟的蜂蜜，也不可能永不变质。正常的蜂蜜口味先发甜，而后会感觉有点发酸。如果蜂蜜吃在嘴里发酸，证明已经变质了。

总结： 一般来说，蜂蜜只需要常温密闭保存，冷藏反而会导致蜂蜜中的葡萄糖沉淀下来形成结晶，虽然无害，但质地不均匀，口感也受影响。

🌿 女性缺铁难有好皮肤

李园园 ｜ 营养与食品卫生学硕士

缺铁不但易引起贫血，对于女性而言，如果缺铁，就很难拥有红润而有弹性的肌肤。因此，日常饮食中，女性要适当多吃些富含铁的食物。

胶原蛋白如同支架一样"定植"于皮肤中，让皮肤光滑、充满弹性。喝牛奶，吃鸡蛋、豆腐等富含优质蛋白的食物后，绝大部分蛋白质以氨基酸形式被消化吸收，其中赖氨酸与脯氨酸在相应酶及一定转化作用下，形成皮肤所需的胶原蛋白。这个过程中需要两种强有力的"促进剂"——维生素C和铁，任何一种摄入不足都会导致胶原蛋白的合成受阻。

铁很容易缺乏，中国 1/5 的妇女患有贫血，铁是所有营养素中唯一一种给女性的推荐量大于男性的营养素。因此，要适当多吃一些富含铁的食物。哪些食物补铁效果好呢？一般动物肝脏、红肉、血液中血红素铁含量丰富，如羊肝、猪肝、鸭肝、猪血及牛羊、猪肉等都是补充铁的极好来源；而菠菜、红枣、木耳等植物性食物铁含量虽较高，但主要以非血红素铁的形式存在，吸收率较低，不如动物性食物补铁效果好。只有在哺乳期时，这些植物性食物中的铁吸收率才比较高。

提示： 建议每周吃两次动物肝脏，一次不超过 100 克；红肉类每天 50 ~ 75 克。同时，维生素C能有效促进铁吸收，可搭配鲜枣、猕猴桃、橙子、小油菜、芥菜等新鲜蔬果。

🌿 多吃糖会变笨？

李然 ┃ 食品工程与营养硕士

多吃糖可能会造成龋齿、肥胖，甚至 2 型糖尿病，但是日本科学家发现，甜食吃得多居然会影响人的智力！

日本的一项研究发现，给老鼠喂高糖、高脂饮食，结果发现其大脑中脑源性神经营养因子（BDNF）的含量大大减少，导致记忆容量缩小，空间学习能力下降。而类似的动物实验很多，2012 年，美国加州大学洛杉矶分校科学家进行了一项大鼠实验，首次揭露了长期高果糖饮食会使大脑迟钝、学习记忆能力下降。

这些都是动物实验，推广到人身上到底有多大影响，吃多少会损伤智力，这些目前都没有明确的科学结论。但对于爱吃糖的孩子、爱吃甜食的人来说，长期吃很多糖，可能真的会影响到大脑机能。

事实上，除了糖果、甜食、炒菜加的糖之外，很多糖是被我们"悄悄"吃进去的，譬如一小杯纯果汁（200 毫升左右）含 20 ~ 40 克糖，吃一袋果脯（100 克），同时摄入进去的糖就有 30 ~ 40 克，连薯片中都含有不少糖（8 ~ 10 克/100 克）。对于这些加工食品中的糖，很多人没有概念，而如果长期大量食用，不仅可能损伤牙齿，导致超重肥胖，还可能会促发糖尿病、肾结石、痛风以及增加心脏病和多种癌症的风险，至于损伤智力，也是很有可能的。因此，日常饮食中一定要注意糖的摄入量。

世界卫生组织在其官方网站上公布的糖摄入指南，推荐将儿童和成年人的糖摄入量都控制在总能量摄入的 10% 以下，成年女性相当于 45 克糖，而我们喝一瓶乳酸菌饮料就可能会超标。

此外，还要注意，孩子天生就喜欢吃糖。研究表明，一般成年人对蔗糖的耐受程度在 8% ~ 10%，但儿童适应能力接近 20%。小孩子不仅爱吃糖，也更容易吃很多糖，因此，应尽量避免让孩子吃过于甜的食物。

🌿 国人最缺的三大营养素

何丽 ｜ 中国疾病预防控制中心营养与健康研究所

❀ 膳食模式干扰钙元素吸收

钙依然是中国人最缺乏的营养素之一，这与国人的膳食模式有一定关系。

中国膳食模式中干扰钙吸收的因素较多，我国居民膳食以植物性食物为主，含有较多植酸、草酸等，可能会影响钙吸收，包括谷类外皮中的植酸可与钙形成不溶性钙盐，某些蔬菜中的草酸与钙形成不溶性的草酸钙，均可影响钙吸收。

高盐饮食也让体内钙流失增加，钠的摄入量越多，尿中钙的排出量也越多；并且盐的摄入量越多，钙的吸收越差。

还有就是钙的食物来源以奶和奶制品为最好，但多数中国人是乳糖不耐受体质，奶和奶制品摄入偏低。大豆制品（黄豆、黑豆制作的豆制品）和绿叶蔬菜也是膳食中钙的重要来源，但我国居民的豆类和蔬菜摄入也都偏低。中国人平均每天钙摄入量在 400 ~ 500 毫克，远低于中国居民膳食营养参考摄入量的推荐标准——每天 800 毫克。

对策：日常饮食可多选择含钙高的食物，比如芝麻酱、虾皮、大豆及所有豆类、西蓝花、深绿色叶菜和坚果等，推荐大家每天饮用 250 ~ 500 毫升牛奶或酸奶，就能摄入 250 ~ 500 毫克钙。另外，每天坚持吃 1000 克蔬菜、500 克水果，膳食中充足的维生素 C 可促进钙的吸收。

❋ 久待室内会丢失掉健骨维生素 D

人的皮肤中有一种叫"7- 脱氢胆固醇"的物质，在紫外线照射下会转为维生素 D，但皮肤形成维生素 D 的量与阳光的强度、皮肤暴露的面积和照射的时间成正比。

严重的空气污染可能影响紫外线穿透，同时也减少了外出的机会，从而影响人体维生素 D 合成。此外，青年人因为学业和职场压力较大，大部分时间都待在室内，缺少日晒，而很多年轻女性则怕晒黑，出门就涂防晒霜或打伞来尽量避免日晒，这样也会造成维生素 D 的缺乏。

对策：补充维生素 D 最简单的方法就是晒太阳，北方偏高纬度地区的人可以选择摄入鱼肝油、晒干的蘑菇等富含维生素 D_2 的食物，也可以选择添加了维生素 D 的牛奶和钙剂。我本人补维生素 D 的方式是，除夏季外，其他三季每日服用 5 ~ 10 微克的维生素 D 滴丸（只含有维生素 D）。

❋ 电子产品偷走维生素 A

手机、电脑、平板、电视等各种电子产品正在悄悄加快人体维生素 A 的流失，每连续对着电子屏幕 3 小时以上就会大量消耗维生素 A，视神经细胞会开始缺乏维生素 A。经常戴隐形眼镜者以及长期在日光灯下或电脑前工作的人们，更应该注意摄入足量维生素 A。其实，国人对维生素 A 的摄入量一直没有达到推荐量标准，幼儿、育龄妇女和老年人的缺乏情况更加严重。

对策：维生素 A 被称为"明眸皓齿的维生素"，只存在于动物性食物中，但是植物性食物含有的 β- 胡萝卜素能够在体内变成维生素 A，像黄色、橙色和深绿色的蔬菜和水果，如西蓝花、胡萝卜、冬寒菜、甘蓝、菠菜、芹菜叶、豌豆苗、枸杞子、辣椒、南瓜、红薯、芒果、橘子等，水果中的 β- 胡萝卜素比蔬菜中的利用率要高。婴幼儿还可食用鱼肝油补充维生素 A，一般人可选用强化了维生素 A 的植物油。但是维生素 A 是脂溶性维生素，过量服用会中毒，因此需在专业人员指导下进行补充。

别买色彩鲜红的辣椒面

王楠｜国家高级食品检验员

在某地的一次专项检查行动中，19批次辣椒检出潜在致癌物"罗丹明B"。很多这样的辣椒被用于火锅底料中，使火锅颜色鲜亮好看，一定要注意。

"染色辣椒""致癌花椒"，近两年，这些调味食材频出问题。辣椒、花椒是最普通不过的调味料，很多家庭几乎天天都要用到，如果买到带有罗丹明B的辣椒或花椒，对健康非常不利，长期吃甚至可能留下致癌隐患。

事实上，罗丹明B是种工业染料，常用于造纸、制漆、纺织、皮革等，根本不允许用作食品添加剂及食品染色等。而且，罗丹明B是国际癌症研究署（IARC）明确列出的可能致癌物。根据化学品致癌风险评价，摄取、吸入以及皮肤接触罗丹明B，均会造成急、慢性中毒伤害，而且动物实验表明，其有致癌可能，会引起诱变或致畸。

拿大家最常吃的辣椒面来说，正常情况下，辣椒面应该是橘红色，泼上热油做成辣椒油，会变成暗红色。一些不法商贩为了获利，会用质量差的辣椒制作辣椒面等制品，为了提高卖相，就会加入罗丹明B或胭脂红（一种着色剂，超量食用有慢性毒性）等，让辣椒颜色鲜艳好看。而且，有的不法商贩还会在辣椒面或辣椒碎中掺杂一些玉米皮或其他杂质。因此，买辣椒面注意两点：一是千万不要图便宜，价格很低的很可能有问题；二是看颜色，颜色鲜红的不要购买。

除了辣椒面，花椒也很容易被做手脚。注意，正常的花椒其实是紫红或暗红色的，光泽度不高，而被罗丹明B等染色处理过的花椒颜色鲜红，外壳和里面都是红色，整个看起来呈现亮澄澄的状态。优质花椒的价格一般较高，太便宜的不要购买。

黑胡椒是开胃调料

高明和 | 国家高级中式烹调师

香辛调味料对健康有种种好处，黑胡椒作为香辛料中的一种，除了提味增香，还能开胃。

黑胡椒富含挥发油，而且还有胡椒碱等呈味物质，因此香味独特。胡椒碱一方面带来香味，另一方面带来辣味，可以刺激胃酸的分泌，促进消化。而且，黑胡椒中还含有桧烯、向日葵素等多种芳香成分，也能帮助提高食欲。胡椒还是健胃、暖胃的好食材，可缓解胃寒所致的胃痛、呕吐及受凉引起的腹痛腹泻、食欲不振等。

市面上除了黑胡椒以外，还有白胡椒。可不要认为它们是两种原料制成的，其实，它们都是胡椒树的果实，只是选用了不同成熟度的果实，并且使用了不同的加工方法而已。

黑胡椒是在果实开始变红时，用沸水浸泡后使皮发黑，然后晒干而成的，表皮呈黑褐色；而白胡椒是在果实完全变红时才采收，用水浸渍数天，去掉外果皮晒干，表皮呈灰白色。因为黑胡椒没有去掉外皮，香味更加丰富，调味效果更好。

目前，市面上售卖的胡椒制品大概有两种：粉末和颗粒，前者方便使用，但香味容易挥发；而后者，因为香味物质被包裹在种子里，相对来说更容易保存。

好的黑胡椒颜色呈黑褐色，大小均匀，饱满而有亮度。闻一闻，香味比较强烈，少量尝一下，口味比较辛辣。要警惕染色的黑胡椒颗粒，用手捻一下，可能会掉落黑色。

黑胡椒和牛肉是最好的搭配，黑胡椒牛柳、黑胡椒牛排等都不错。黑胡椒可以促进胃酸的分泌，可以进一步促进牛肉在胃中的消化。而且，其味道比较刺激，可以振奋精神，补充精力。把黑胡椒磨成粉后，就成了世界上使用最广泛的香料了，做意大利面、炒青菜时不妨撒一点黑胡椒粉，非常提味。

🌿 黑胡椒的不同吃法

🌸 中国人常吃黑胡椒酱

杨力｜中国中医科学院教授

黑胡椒味辛性温，可补脾、肾，有温阳驱寒的作用。

吃黑椒牛柳和炖羊肉时，加点黑胡椒，不仅可温补，而且可去腥。另外，意大利面配黑胡椒也是很经典的吃法。做汤，"胡辣汤"很不错，用黄花菜、豆腐等食材，加点黑胡椒、辣椒和醋等，尤其是河南人很爱吃。吃黑胡椒，还可以用黑胡椒、洋葱、蒜、姜、盐做成酱或汁，用来炒肉、拌面都很美味。

黑胡椒虽是个好东西，但吃多了容易上火，属于发物，患皮肤病、过敏、爱出血的人要少吃，脾寒者可多吃。

🌸 美国人爱吃现磨黑胡椒

王女｜纽约大学研究生、国家高级中式烹调师

对于美国人而言，最重要的调味品就是黑胡椒和盐。传统的美国家庭几乎在所有肉类制作中都放黑胡椒粒。主要作用是提一提香味，增加辣味。

美国人最喜欢自己做纯天然黑胡椒。先将黑胡椒加热，待稍微有些煳味后，放入黑胡椒研磨器。食用时，轻轻转动研磨器，就可吃到新鲜的黑胡椒粒。这样不仅可防止香味过早发挥，而且可调节颗粒大小。吃这种天然的黑胡椒，健康又美味。

来到美国后，我也开始喜欢这种黑胡椒文化，现在我在家炒青菜也会用黑胡椒增加味道，享受边研磨边食用的乐趣。

🌸 日本人吃拉面爱加胡椒

刘新旗｜日本国立食品综合研究所博士后、北京工商大学食品学院教授

说起日本人吃胡椒，最常见的吃法就是加到拉面、沙拉及烤肉里。

日本人出了名的爱吃拉面，胡椒粉也成为拉面店内的饭桌上不可缺少的调味品。尤

其是冬天，热乎乎的拉面，再撒点可以暖身子的胡椒粉，吸溜吸溜地吃完一碗后，身子感觉暖暖的，很舒服。

日本人也爱吃沙拉，拌好沙拉后，再加点像盐粒大小的胡椒粒。之所以不加胡椒粉，是为了防止结块而拌不开。同样，吃烤肉也用胡椒粒。他们吃胡椒，一般是黑胡椒和白胡椒兑着吃，这样让食物更美观。

🌺 肾移植后有个饮食时间表

刘航｜北京朝阳医院泌尿外科副主任医师

肾移植后，有的患者不知道该吃什么，家人每天做饭都要给他单做一份，什么也不敢吃；还有的患者说我什么都不在意，想吃什么就吃什么……这两种心态都是不对的。其实，肾移植后有个饮食时间表，按照规范饮食，肾脏的存活率也会得到相应提高。

🌸 术后 3 个月之内：防止发胖

移植前，很多患者由于受到尿毒症的影响，身体状况和食欲都很差。移植手术后，由于身体状况转好，很多患者的食欲也跟着变好了。

每位做肾移植手术的医生都会跟患者说，做完移植手术后千万不要长胖。因为虽然身体状况比以前好了，但毕竟体内只有一只肾，要带动全身的功能。一旦长胖了就会给独肾造成很大负担。因此一定要控制自己每天摄入的热量，尤其是糖类和脂肪类不宜过多。

此外，由于移植术后早期患者的激素用量也比较大，导致钙质的流失比较多，因此要注意补充钙质。

🌸 术后 3 ~ 6 个月：注意饮食卫生

肾移植术后 3 ~ 6 个月是感染高发时期，因为肾移植后患者要使用大量的免疫抑制剂，免疫能力很低，因此这个阶段一定要注意饮食的卫生。

尤其是在夏天，食物很容易变质，我经常提醒患者，隔夜的西瓜不要再吃了；剩饭剩菜肯定是不主张患者食用的；街边卖的熟食凉菜要加热以后再吃，最好吃家里做的饭，外面买的要有卫生保障才能吃。

❀ 手术 6 个月后：关注肾功能

肾移植 6 个月后，患者最该关注肾功能，首先要控制蛋白质的摄入。蛋白质进入人体后，在被人体吸收利用的过程中会分解产生含氮的废物如尿素氮等，从肾脏排出体外。在肾功能不全的情况下，肾脏排泄代谢废物的能力大大减退，蛋白质分解代谢的废物如尿素、肌酐、胍类等会蓄积在血液中，容易导致尿毒症，在肾移植后服用过量蛋白质会增加肾的负担。

此外，盐的摄入也要严格控制，因为肾移植患者的高血压发生率很高。我问过很多患者，你吃得咸吗？都回答说不咸，但我尝他们的饭其实很咸。因为他们习惯了很咸的口味，所以患者家属要注意把控。

最后，患者移植后长期服用免疫抑制剂，一些可以提高人体免疫力的食物，如人参、鹿茸、蜂王浆等补品不能吃，市面所售保健品也不推荐食用。

❀ 看营养科前准备些什么

魏帼 | 北京中医药大学东方医院临床营养科主治医师

随着大家对于自身营养关注度的不断提升，营养科的门诊量和咨询量也在日益增加。很多人想来营养科咨询一下自己的日常饮食，怎么吃更合理，怎么吃更健康。

但是，营养科作为一个临床科室，也需要患者在就诊前有一定的准备。可能有些患者不太理解，认为一个研究"怎么吃饭"的科室，需要这么麻烦吗？我告诉你我有什么疾病，你告诉我吃什么不就完了吗？其实并不是大家想得那么简单。

比如，对一个糖尿病患者，我们首先要了解他的身高体重和基本情况；一个消瘦的糖尿病患者和一个肥胖的糖尿病患者，所需的能量肯定不一样；即使都是肥胖患者，但是不同的年龄，对于能量的需求还是不一样；另外，是否患有其他疾病，比如高血压、高脂血症等，是否出现了并发症，是否有尿糖、酮体，血糖是否控制平稳等，都影响着最终食谱的能量配比和饮食搭配。

好的饮食方案必然还要做到因人而异。只有适合自己的饮食方案才能最大程度上被患者接受；被接受了，才有可能被执行；而能被好好执行的饮食方案，才是可以起到治疗效果的营养方案。我们在了解完患者的基本疾病情况后，还要了解患者的日常饮食情况。由于很多人对自己的饮食情况不知从何说起，所以这部分往往是营养科就诊环节中花费时间最多，得到的消息却最不准确的一部分。

鉴于以上原因，我建议大家在来营养科就诊之前，最好做如下准备：

自行测量身高、体重，如果是网络咨询的话，还需要提供年龄、性别，是否处于特殊时期，如妊娠期、哺乳期等；

列清楚所患疾病，如果患有需要长期监测的疾病，如糖尿病、高血压等，请提供近期的血糖、血压情况；

近期的化验单和检查单，最好有肾功、肝功，必要时还需要有 B 超、心电图、胸片等辅助检查的单据，如果是癌症或手术后的患者，最好还要有相关的病历资料等；

近期的饮食日记，其中包含每日所食用的食物内容，如果有条件，可以记录每种食物的食用量。

有了这些，不但能节省大家在营养科的就诊时间，还能更有效地让医生了解到大家的基本情况，也就能更好地制订饮食方案和饮食建议了。

营养师教你吃自助

两三个人出去吃饭，为了增加种类而多点菜实在不必要，这时自助就是很好的选择。吃自助怎么能吃饱又不失营养，不妨看看营养师怎么吃。

❋ 要吃多样，别只顾吃"回本"

王飞燕｜国家二级公共营养师

很多人吃自助老想着把掏出去的钱吃回来，其实一个正常饭量的人是很难把本吃回来的，最科学的做法还是要为自己的胃着想。

我们来算一下，假设自助餐每人售价是200元，餐厅主打"肉食"招牌，三文鱼、扇贝、生蚝、蟹、龙虾、牛排，实际这些食物成本有限：三文鱼批发价在40～60元每斤（500克），200元的自助餐得吃上四五斤（2~2.5千克）才能"回本"；扇贝批发价25元一斤（500克）左右，得吃8斤（4千克）；普通海虾批发均价为20元每斤（500克）左右，指望"吃虾回本"得吃10斤（5千克）。至于其他的水果、沙拉、甜点，更是吃到肚子"爆炸"也很难"回本"。

根据中国居民平衡膳食宝塔推荐：成人每天应吃谷类250～400克，鱼虾类50～100克，畜、禽肉50～75克，因此正常食量的人，在自助餐厅是很难吃回成本的。

所以，吃自助主要的好处体现在可吃多种食物，不要因为想"回本"而把胃搞坏。

❋ 选餐要勤拿少取

毕海艳｜国家二级公共营养师

既然限量吃，那就吃贵的吧，主要吃海鲜和烤肉。这种想法也不可取。这两种都属于高蛋白的食物，吃多了对身体也是一种负担。

"别吃太多、勤拿少取"是吃自助餐的首要准则。取的时候也要讲究顺序：汤、蔬菜、面类、鱼虾类、肉禽，最后吃水果。先吃容易消化的汤、菜、饭；然后是高蛋白的鱼、虾、禽肉，最好选择白灼、清蒸等做法；最后可选些酸味的水果，一方面帮助消化，此外还可以清除口腔异味。而且每种食材都要根据自己的食量适量地、按比例选取，蔬菜、水果比例要相对较大，如果能用粗粮、薯类代替面类就更好了。

自助餐厅的甜饮料要少喝，因为其中大多是碳酸饮料以及调配饮料，其营养价值极低，而糖含量往往超标，所以同样会使我们进食的能量超标尽量选择一些鲜榨的果汁来饮用。

❀ 自助时间选中午

朱颖｜国家一级公共营养师

吃自助餐的时间要选好，我推荐大家中午吃。

吃一顿自助，我们摄入的热量为 8360 ~ 12580 千焦，甚至高达 12580 ~ 16720 千焦。这么高的热量若是在晚上吃，不仅会影响消化吸收，还会影响睡眠。而中午吃的话，就可以利用下午时间活动一下，消耗多余热量，到晚上还撑的话就可以选择不吃晚饭，或者是吃一些蔬菜水果。

蔬菜、水果可适当多摄入一些。汤品的话，忌选鸡、鸭、鱼肉煲出的汤，一般自助餐馆里的汤煲的时间比较久，其中的嘌呤含量比较高。可以选择一些粗杂粮类和薯类主食，而且尽量是蒸熟的，而非油炸的。再少来点鱼、虾、贝类。最后再来点酸味水果促进消化吸收。

吃自助，食物种类多，切忌撑胃，八九分饱即可。荤素搭配，各种都要，而且都要少吃。饭后回去多活动活动。

❀ 餐桌上的降脂方

董飞侠｜温州市中医院肾内科主任医师

❀ 茄子配大蒜，清蒸会更好

一位王先生前段日子到我门诊测血压，王先生听说生吃茄子可以降血脂。他想试一试，问我可以吗？

茄子确实是有一定的降血脂作用，但是不应生着吃，而是要清蒸茄子，用大蒜调味，可以起到比较好的降血脂的作用。

按照我说的方法，王先生回家后试了一个月，再到医院一测血脂，居然正常了。

因为茄子皮内含有丰富的维生素 P，有显著的降低血脂和胆固醇的功能，还含有大量的皂草苷，也能降低血液中的胆固醇。茄子在肠道内的分解产物，可与体内过多的胆固醇结合，使之排出体外。大蒜则有明显的降血脂和预防动脉硬化的作用，能有效防止血栓形成。

✿ 洋葱配苦瓜，拌醋能降压

李女士身体很胖，经常口苦胸闷，心情不舒畅，特别喜欢犯困，老是觉得周身困重。到医院一查是高脂血症，可是她对服药特别反感，于是向我请教。

我根据她的痰湿内热体质，向她推荐了洋葱拌苦瓜：洋葱和苦瓜用水焯过，用醋凉拌，当作小菜每天食用。三个月后李女士再到医院查血脂，发现已经正常。

原来洋葱是极少数含有前列腺素A的蔬菜，前列腺素A是一种较强的血管扩张剂，既能调节血脂，还有降压和预防血栓形成的作用。

更难能可贵的是，洋葱中含有一种洋葱精油，不仅可降低胆固醇，改善动脉粥样硬化，还能升高"好胆固醇"——高密度脂蛋白的含量。

✿ 菜花配芹菜，酸奶做沙拉

黄先生是一个典型的便秘伴有高脂血症的患者，经常服用泻药让他很是痛苦。

我认为他有决心通过饮食调血脂，就介绍他将菜花和芹菜焯水后，加一盒酸奶制作蔬菜沙拉，每天晚上食用。

三个月后黄先生的便秘好了，血脂也正常了。他问我是什么原因。

菜花热量低，膳食纤维含量很高，还含有丰富的维生素和矿物质，此外含类黄酮较多。类黄酮是一种良好的血管清理剂，能有效地清除血管上沉积的胆固醇，还能防止血小板的凝集，减少心脏病的发生。芹菜不仅有丰富的维生素和矿物质，还含有较多的粗纤维，能增强胃肠蠕动，有很好的通便作用，能帮助排除肠道中多余的脂肪。

✿ 绿豆芽配黄瓜，减肥又调脂

孙女士喜欢吃肉，尤其是肥肉，所以血脂查起来很高。但是她服用他汀类调血脂药后，出现肝功能损害，转氨酶升高。

由此我想到了食疗。于是推荐绿豆芽加黄瓜的组合，可凉拌、炒着吃、煮汤等。半年后，她的血脂基本达标。

绿豆本身就是一种很好的降胆固醇食物，能帮助清除体内垃圾，还可以与食物中的胆固醇相结合，并将其转化为胆酸排出体外，从而降低胆固醇水平。黄瓜有清热、解渴、利尿作用，含有大量膳食纤维，能促进肠道排出食物废渣，减少胆固醇的吸收，可抑制体内糖类转变成脂肪，有减肥和调整脂质代谢的特殊功效。

第6章

日常饮食细节，排除健康小陷阱

　　日常饮食中，从营养等角度来看，一些看似美味的食物却常常是营养价值不高、损害肠胃的不健康食品，例如鸭脖、麻辣香锅、泡椒凤爪、爆米花、街边烤鱿鱼等饮食中都存在着健康隐患。还有一些饮食方式及饮食习惯上的认知错误，会导致人体摄入过多的热量、油脂，长此以往就容易引发肥胖症、高脂血症、糖尿病等病症。本章，专门说说日常饮食细节，帮助大家排除健康小陷阱，杜绝饮食上的伤害。

四种豆制品不宜多吃

刘芯蕊 | 中国农业大学食品生物技术硕士

人人都知道豆制品对健康有益，随着豆制品种类和花样的增多，一些豆制品虽然口感更好了，但营养和保健功效却大打折扣，有的多吃反而对健康不利。

首先要说的就是日本豆腐。因为口感好，日本豆腐成了餐馆里的热门菜。但不得不告诉大家，日本豆腐跟黄豆一点关系都没有，它是以鸡蛋为主要原料，辅之水、植物蛋白、天然调味料等制成，虽然口感嫩滑且有鸡蛋的香气，但里面一颗豆子都没有，营养价值不高，当然也没有大豆异黄酮、大豆磷脂及大豆皂苷对预防慢性病有利的活性成分。

其次就是油豆腐。油豆腐也叫豆腐泡，是涮火锅的"必备"菜品。但油豆腐是将豆腐油炸后制成的，是对豆腐本身的再加工。由于油炸处理，水分减少，营养成分的含量相对增加，但处理后的豆制品油脂含量偏高，而且，油炸过程容易发生氧化，豆腐本身的健康价值大打折扣，建议不要常吃。

第三个是卤味豆干。市面上的豆腐干产品琳琅满目，有卤干、香干、菜干、臭干、熏干等，各种豆干的蛋白质含量相当，但油脂含量相差较大，主要与后期制作工艺有关。卤味豆干脂肪含量是各种豆干平均值的 4 倍多。尽量少买油炸豆腐干和卤豆干，其油脂含量高，且隐含着大量盐。

最后就是水水嫩嫩的内酯豆腐。跟石膏豆腐、卤水豆腐相比，内酯豆腐的蛋白和钙的含量是最低的，因为制作豆腐的凝固剂是葡萄糖酸 - δ - 内酯，其本身不含钙，而且，这种豆腐含水量高，想通过它补钙是不太理想的。

豆制品营养成分含量对比   **数据来源：《中国食物成分表》**

食物名称	蛋白质（g/100g）	脂肪（g/100g）	钙（mg/100g）	维生素 E（mg/100g）
豆腐（北、卤水）	12.2	4.8	138	6.7
豆腐（南、石膏）	6.2	2.5	116	3.62
豆腐（内酯）	5.0	1.9	17	3.26
油豆腐	17	17.6	147	24.7
干豆腐（千张）	24.5	16	313	23.38
豆腐干（平均）	16.2	3.6	308	/
豆腐干（卤味）	14.5	16.7	731	/

提示： 吃豆制品，首选干豆腐（千张）、原味豆干、卤水和石膏豆腐，且质地越硬越干，营养价值相对越高。各种豆制品在口感和营养上各有优势，建议大家多调换豆制品种类，满足不同的营养需求。

🌿 鸭脖还是少吃为好

姚宇 | 国家二级公共营养师

现在大街小巷都有卖鸭脖的，年轻人尤其爱吃。奉劝大家，少吃为妙。

不过，先要否定一种说法。有人说是鸡、鸭脖淋巴结很多，是毒素聚集场所，多吃会导致淋巴癌。事实上，市场上大多都是卤制好的即食鸭脖，而在卤制时，都是要摘除外皮和淋巴结的。

只要是处理干净的鸭脖，吃的时候并不会吃到淋巴结。目前在医学上，也没有任何依据证明吃鸭脖和患淋巴癌有直接关系。但要注意，如果鸭脖在处理时，淋巴结没有摘除干净，误食后就可能会扰乱我们自身的激素水平。

虽然鸭脖子不是"毒素聚集地"，但仍然要少吃。首先，不管是曾经风靡一时的泡椒凤爪，还是如今正在流行的麻辣鸭脖，都是对胃肠的极大折磨。辣味鸭脖食用后会对消化系统造成刺激，而有些人几乎天天都吃，长期反复刺激消化道黏膜，可能会导致消化道溃疡，刺激肠道，导致腹泻等。

一些路边摊上的鸭脖子颜色很红，这样的不能吃，很可能是添加了亚硝酸盐卤制而成的。麻辣鸭脖味道浓郁，掩盖了食材本身的味道，若食用了腐败变质的鸭脖，极有可能导致食物中毒。而且，鸭脖非常容易出现大肠杆菌超标的情况，食用后可能导致胃肠不适或腹泻。

因此，鸭脖尽量少吃。偶尔吃的时候要注意，别买卖家自制散装销售的。食用时也要仔细看一看，鸭脖上面是否连着淋巴结。鸭脖中间那根白色的物质是脊髓，其中脂肪和胆固醇含量极高，最好舍弃不吃。

麻辣香锅很伤肠胃

姚宇｜国家二级公共营养师

如今最火的美食有哪些？麻辣香锅肯定榜上有名，但在营养师看来，越是鲜香味美的菜肴，平时下馆子就越要少点，而对胃肠刺激性强的麻辣香锅自然也不能多吃。

秋季气候干燥，本身就容易上火，肠道也容易出问题，因此，口味很重的麻辣香锅更要少吃。麻辣香锅是用料油炒制而成的，不光食材表面有一层红油（毛血旺中也有很多红油），吃完后，碗底也会留下厚厚一层油。吃一顿麻辣香锅，可能就超过了一天的食用油建议摄入量。在烹饪上，厨师们有一个秘诀，即鲜味出自咸味，因此，鲜香的麻辣香锅在炒制时必然要加大量盐，才能体现出鲜味。这么一道多油、重盐的菜肴，还是少吃为妙。

很多人喜欢吃麻辣香锅，图的就是那股爽辣劲儿，但辣味在带给我们快感的同时，也让消化道备受折磨，尤其是对消化道黏膜的刺激。一些比较好的餐馆在制作麻辣香锅时会使用干灯笼辣椒，还会添加清热的香辛料，如薄荷、黄栀子、香茅等。但很多餐馆并不是这样，尤其是一些超级辣口味的麻辣香锅，炒制时有可能添加了辣椒精，对胃肠刺激很大。胃肠不好的人，或者本身有消化道疾病的人食用后容易造成消化道疾病的急性发作，轻则引起不适，重则可能引起出血。

此外，麻辣香锅属于重口味菜肴，烹饪过程中会加入大量辣椒、盐等调味料，消费者难以辨别食材的新鲜度，增加了食品卫生和安全的风险。因此，不建议经常在外面吃麻辣香锅，偶尔想吃的时候可以自己动手做。准备自己想吃的食材，用豆瓣酱、红辣椒和干辣椒等做调味料，但要注意油、盐的使用量。

糖醋菜肴堪比甜饮料

樊荣辉 | 国家高级中式烹饪师、二级公共营养师

　　中餐非常重视糖的使用，因为糖有提鲜、增味、上色等作用，还能让菜肴味道有层次感。但餐馆为了提高菜肴的口感和卖相，烹制时可能会加入大量糖，有的甚至比甜饮料中都多。

　　要说哪些美味菜肴中使用了大量糖，首先就是糖醋鱼、糖醋排骨、糖醋里脊等糖醋菜肴。就拿糖醋里脊来说，很多人都喜欢吃，但你知道它是如何做成的吗？

　　一般先要把里脊切成细条，将淀粉、面粉加鸡蛋液调匀成糊，肉条裹糊后炸一下，炸到外层金黄。然后用番茄酱和白糖一起炒成甜酸汁，再放入炸好的里脊条翻炒，出锅前还会淋一些明油，使菜肴表面光亮。做糖醋排骨也要先将排骨炸一下，再进行后续烹饪，而加入的糖多达三四十克，堪比甜饮料。糖醋菜肴因为酸甜中和，吃起来甜味不重，且外焦里嫩，很可口，但本质上多糖多油，要少吃。

　　除了糖醋菜肴，鱼香肉丝也称得上是高糖菜肴中的佼佼者。有些人可能会纳闷，吃鱼香肉丝时尝不到甜味啊？这是因为它属于复合味菜肴，要放入豆瓣酱、辣椒酱、米醋、白糖等进行调味，兼具甜、酸、辣等风味，烹制的关键就是油多、糖多、盐多（一盘菜可能会含 30 克白糖和 30 克油），是名副其实的重口味菜肴。但因为调味料之间的相互调和，会"麻痹"我们的舌头，酸会弱化甜味，甜会减弱咸味，而咸会衬托辣味，从而增进食欲。

　　因为糖要肩负起提鲜、增味、上色等重任，厨师在使用时会毫不吝啬。因此，在外就餐时要少点这些高糖菜肴。

泡椒凤爪不是美食

黄伟｜国家一级营养师

鸡爪、猪蹄、肉皮，恐怕只有中国人喜欢吃这些口感筋道、富含胶原蛋白的食物。尤其是泡椒凤爪，酸辣爽口，很多人将其奉为美食。但从营养角度来看，这种食物营养价值不高，而且刺激性强，不是健康美食，不可多吃。

泡椒凤爪在制作时先要将鸡爪和白醋、白酒等一起煮制，然后用野山椒等调味品进行腌制，密封保鲜，冷藏几日即可食用。凤爪中含有的胶原蛋白是不完全蛋白质，不易被人体吸收，就算吸收了也不一定能合成对皮肤有用的胶原蛋白，所以，想要吃凤爪补充胶原蛋白基本是不可能的，仅仅能解解馋而已。

而经过野山椒泡制的凤爪非常辛辣，有些人吃的时候鼻涕眼泪一直流，但又舍不得停下来，虽然嘴上爽了，但野山椒的辛辣对口腔、胃肠道都会造成极大的刺激，很多人吃完后容易出现胃肠不舒服。泡椒凤爪营养价值低，刺激性强，不是什么美食，不能多吃，干燥的秋季更要少吃。

别给孩子吃街边烤肠

邱欣晔｜国家二级公共营养师

很多学校门口都有烤肠卖，孩子爱吃，有些家人也会主动买给孩子吃。但在营养师看来，这种不健康的食物要尽量少吃。

街边烤肠机中烤制的香肠香味四溢，但我们很难看到香肠本身的包装袋，无法得知生产厂家、生产日期、保质期以及配料等信息，不知道它们是用什么做的，安全和卫生都得不到保障。有些香肠中甚至根本没有任何肉类成分，是用一些植物蛋白及色素、香精等制成的。

香肠类肉制品一般会添加色素、防腐剂、亚硝酸盐等食品添加剂。而且，街边的烤肠机一开就是一天，烤肠中一些营养成分在高温加热过程中被破坏，煎烤也会使肉制品中的致癌物增加。日常饮食中应尽量少吃，也要让孩子远离这些不健康食品。

散售速冻食品隐患多

牛爱丽 | 国家二级公共营养师

很多超市都有散装的速冻食品售卖，如鱼丸、牛丸、脆肠、蟹棒等，价格便宜，食用方便，一些消费者喜欢买。但散售速冻食品问题多，建议少买。

首先，这些散装的速冻食品为了便于顾客挑选，一般是分类摆放在一台冰柜里，我们看不到包装袋，无法得知生产厂家、品牌、生产日期、配料等重要信息，食品安全无法保证。其次，这些散售的冷冻食品上面一般没有遮盖物，由消费者自由夹取购买，很容易造成售卖环节的二次污染，引发食品安全问题。

我国《散装食品卫生管理规范》明确指出，对于直接入口和不需要清洗即可加工食用的食品，必须具有包装并附清晰的标签。但我们在市场上仍然可以看到很多没有食品安全标识的散售速冻食品。

提示： 尽量买袋装速冻食品，若购买散售的，要到正规商场买，保留消费凭证。买时观察颜色和气味，一旦发现有异样，不要购买；如果速冻食品冻成一坨，一般是反复冻融造成的，不要购买。

🌿 汤里有没有营养

许冰｜国家二级公共营养师

许多人喜欢喝汤，认为汤中的营养丰富。对于用不同材料熬制的汤，如蔬菜汤、排骨汤、粥汤等，这些汤的营养特点都相同吗？汤的营养真的不及里面的食材吗？

先来看看菜汤。蔬菜大多富含维生素 C、叶酸等水溶性维生素及多种矿物质，这些都是易溶于水的营养成分，经过水煮后，大部分会溶进汤中。此时，如果只吃菜不喝汤就有点浪费了。所以，蔬菜汤最好连菜带汤吃掉，但煮汤时不要添加过多盐及调味品。粥汤也是如此，五谷杂粮中富含的 B 族维生素也会溶入汤水中。

再来说肉汤，和蔬菜汤不同，肉汤的营养价值远没有大家想象得那么好。就拿骨头汤来说，我们从小就被教育，喝骨头汤可以补钙，但是，骨头里能溶出来的钙实际上相当少。而且，由于肉类脂肪较多，若做煲汤前没有把肥肉剔除，煮汤过程中，肉中的油脂就会溶入汤中，喝汤的同时也喝下了不少脂肪。

提示：汤的营养因"材"而异，不可一概而论。但无论是什么汤，都要尽量少油、少盐，因为这两种物质摄入过多，都会带来各种慢性病高发的风险。

🌿 注意少喝三类粥

高睡睡｜国家二级公共营养师

冬天喝碗热乎乎的粥，让人感觉温暖惬意。但在粥店尽量少点三类粥，以免影响饮食健康。

首先就是加碱、加皮蛋的粥，譬如皮蛋瘦肉粥，加碱会让粥黏稠润滑，但会破坏 B 族维生素，尤其是维生素 B_1。

其次是加盐、加味精的粥。譬如蔬菜粥、海鲜粥等咸粥，吃起来美味，但盐和味精会带来更多的钠。冬季是心血管疾病高发季，需要控盐的人士更要注意，少喝咸粥。

此外，高热量、高油腻的粥也要少喝。有些粥中会加入坚果、干果，很提升口感，但会带来较多的油脂和热量，喝的时候一定要注意适量。

那么哪些粥更加营养健康呢？杂粮粥、腊八粥、十谷粥等都是不错的选择。而对于糖尿病患者，实验证明，粥中加入一半以上的淀粉豆类，如芸豆、红小豆、绿豆、干扁豆等，餐后血糖反应会大大下降，明显低于白米饭、白馒头。因此，糖尿病患者或有代谢性综合征的人最好选择燕麦、荞麦、大麦、糙米等血糖反应较低的食材。

🌿 饮料增肥速度惊人

张倩｜中国疾病预防控制中心营养与健康所副研究员

据英国《镜报》报道，一美国男子为了证明摄入超量糖分对健康的影响，每天喝10罐可乐，连续一个月，不仅体重增加10多千克，血压也从129/77mmHg升高到145/96mmHg。只用一个月就从肌肉男变成了啤酒肚。

这种碳酸饮料的增肥速度居然如此之快，很多人可能会大吃一惊！但在我看来，却是意料之中。很多人选购饮料时只看重口感和味道，根本不关注其中的糖和能量。在外面逛街时口渴了，最常买的就是500毫升左右的塑料瓶装饮料，打开一瓶，三口两口就喝光了。你有没有想过，到底喝进去了多少糖呢？

就拿市面上最常见的一款碳酸饮料来说，一瓶500毫升，含糖56克，这相当于14块方糖。有的饮料的含糖量可能更多，一瓶的含糖量相当于16块方糖。

想想看，你喝咖啡的时候会一下子加14块方糖吗？但是一瓶饮料你怎么就很快喝下去了呢？而这些糖相当于一天所需碳水化合物的20%左右，也就是说，一瓶饮料中的能量，快要相当于一顿晚饭中主食所提供的能量了，但基本除了能量和水，其他什么营养也不能提供给你。喝完饮料，还要吃饭，必然会导致发胖了。

研究表明，每天至少喝1听含糖饮料者比极少喝饮料者发生代谢综合征的风险高44%，发生肥胖的风险高31%。

很多人喝饮料时图一时痛快，但大量的糖涌入血液中，会对胰岛造成很大的负担。久而久之，不仅会导致肥胖，还有可能引起糖尿病。最新研究表明，饮用含糖饮料还能增加 2 型糖尿病的发病风险。

粗粮饼干里没有多少粗粮

李园园｜国家二级公共营养师

粗粮饼干中到底有多少粗粮成分呢？市场上常见的粗粮饼干，虽然说是粗粮饼干，但排在前两位的依然是小麦粉与植物油，这个与一般饼干没有多大差别。唯一不同的是，为了让自己更加"名副其实"，粗粮饼干的原料中或多或少添加了麸皮等粗纤维的成分（在小麦精细加工中一般都被去除了）。所以，粗粮饼干跟真正提倡要适量多吃的粗粮相差甚远。

而且，很多人可能没有注意到，虽然看起来是很健康的粗粮饼干，但本质却是"富可流油"，脂肪含量很高。为什么呢？

麸皮中的不溶性膳食纤维含量高，导致粗粮饼干比一般的酥性或韧性饼干口感粗糙，不易让人接受。所以，厂家在生产粗粮饼干时，往往会添加很多植物油来进行弥补，让饼干的口感更加香酥一些。这样一来，消费者是喜欢了，但会导致粗粮饼干中的油脂含量大大增加。譬如一款粗粮饼干，每 100 克中脂肪含量为 33 克，是普通饼干的 3~4 倍，而只要吃 100 克这样的粗粮饼干，就已经达到我们每日脂肪需要量的一半了。

因此，粗粮饼干里没多少粗粮，别指望它能产生粗粮给身体带来的健康效益，更别指望通过吃饼干来减肥瘦身。

少给孩子喝这五种奶

臧全宜｜国家二级公共营养师

家长给孩子买奶制品，大多都以孩子的口味爱好为主。像核桃奶、红枣奶、早餐奶等味道好，更吸引孩子，但多喝对健康不宜。

儿童奶：市场上细分出很多种，有益智、强健骨骼等，从配料表中看，糖类及各种人工甜味剂在原料中排前几位，口感上比较甜，这也是牢牢抓住孩子舌头的关键。虽然在牛奶基础上添加少许 DHA、钙、锌等营养成分，但添加量很少，很难达到预期目的。

复原乳：就是把牛奶浓缩、干燥成为浓缩乳或乳粉，再添加适量水，制成与原乳中水、固体物比例相当的乳液。其口感甜，营养价值没有鲜牛奶高。

调味奶：核桃奶、红枣奶、麦香奶等都属于调味奶，核桃或红枣添加量能从配料表排序上看出，浓浓的核桃和红枣味往往是香精的功劳。

早餐奶：早餐奶中有加燕麦的、加鸡蛋的，看起来营养似乎很丰富，而且喝起来味道也很香浓。但如果误认为早上喝袋早餐奶就能抵一顿早餐，会导致能量和营养成分供给不足，耽误孩子的生长发育和学习。

乳酸菌饮料：乳酸菌饮料属于乳饮料，不能算是牛奶或者酸奶。而且，相关规定明确要求，乳酸菌饮料的牛奶含量不得低于 30%，而其中 70% 的成分为水、甜味剂、增稠剂等，其营养价值不能与牛奶相比，别误当成牛奶给孩子喝。

饭后先别急着喝茶

袁曙光｜河北省人民医院中医科主任医师

喜欢在饭后立即喝茶的朋友应注意了，这种喝茶的方式不利于健康。

这是因为，饭后马上喝茶，会让食物中的蛋白质、铁质在茶叶中的单宁酸的作用下形成一些凝固物，而老年人的肠胃功能一般比较弱，对这些凝固物很难消化吸收；久而久之，就会使体内的营养水平降低，影响体内器官的多种生理功能，还容易患上缺铁性贫血。

同样，起床后空腹饮茶的习惯也要改改。腹中无物，茶水会直接进入胃肠，稀释胃液，茶叶中的一些不良成分会被大量吸收入血，会使人产生头晕、心慌、手脚无力等症状，导致出现"醉茶"的现象。

爆米花不是健康零食

王楠｜国家高级食品检验员

近日，某媒体对电影院的爆米花进行了随机的重金属含量检测，结果送检的6份爆米花中有4份检测出了铅元素。虽然铅含量未超过国家标准，但从营养角度来说，目前市面上售卖的爆米花大多含大量糖和人造黄油，即使铅含量未超标，也不要多吃。

传统的爆米花是以玉米为原料，在小转炉中经过高温加热后制成，这种爆米花很多人小时候都吃过，里面可能添加了一些糖精来调味，但不会加入任何人造黄油类的脂肪。传统爆米花虽然脂肪含量不高，但传统小转炉在高温下可能会释放出铅，因为这种爆米花机的密封层大多是用含有铅的铸铁制成的。如果长期食用这种含铅的爆米花，可能会造成智力减退、儿童发育迟缓等情况。

现在的爆米花大多是用微波炉或不锈钢锅来做的，铅超标的风险已经大大降低了。按理来说，电影院里售卖的爆米花中不应检测出铅，但也有可能是制作原料玉米在晾晒和运输过程中被污染造成的。

之所以说爆米花不是健康零食，除了铅的问题，还因为现在的爆米花在制作过程中添加了很多不健康的辅助原料。譬如，为了让爆米花的口感更好，商贩在制作过程中可能会添加大量糖，此外，还会加入大量人造黄油之类的固态脂肪，让其口感更酥脆。

现在爆米花的制作原料不光是玉米，也有用小米、全麦等粗杂粮做的，被冠以"健康食品"的称号，但你仔细看配料表，里面几乎都有氢化植物油的身影。这种爆米花糖多、脂肪多、热量高，有的还会添加色素以及各种香精，做出五颜六色、各种口味的爆米花，实在不是什么健康零食，大人、孩子都要尽量少吃。

爆米花是去电影院的必备零食，很多人还会搭配一瓶可乐，但从营养上来说，爆米花和可乐都是含糖多、营养价值低的食物，是非常不好的搭配。因此，偶尔吃一两次可以，千万不要经常吃。

中药火锅谨慎吃

张钟爱｜南京市中医院金陵名医馆主任中医师

如今，养生锅底一直是冬季火锅店的热门招牌。中医养生不建议使用黄芪等作为锅底进补。中医理论认为，黄芪是一味滋补的中药，可以提高抵抗力。但对于感冒、发热的患者来讲，出现疾病症状的时候才会发挥作用。热性体质、痰湿重，也就是常说的容易上火、肥胖、舌苔厚腻、胃胀气、腹胀的人群不适合服用黄芪。由此，将黄芪添加到火锅锅底滋补是不合适的。

不要盲目选用滋补锅底，患有高血压、慢性咽炎、口腔炎、胃病、溃疡病、皮肤病、痔疮、肛裂、常流鼻血、牙龈出血者，"热性体质"者最好忌食含有温热类滋补中药的锅底。此外，儿童体质较弱，不建议吃滋补的中药火锅。建议此类人群吃火锅的时候，选择清淡的锅底，太咸、太油都不好。

吃咖喱菜肴防肥胖

王楠｜国家高级食品检验员

咖喱是印度菜的特色，亚洲很多国家的人也喜欢吃。其有独特的辛香风味，且呈姜黄色，会让人食欲大开。此外，一些研究也表明，咖喱能促进能量代谢，有利于控制体重。

咖喱之所以呈现黄色，是因为其中含有的姜黄。姜黄既是一种天然色素，也是一种多酚类物质。姜黄对人体有很多好处，譬如抗氧化、提高免疫力、抑制肝炎病毒等。目前也有研究表明，姜黄有降血脂、抗肿瘤等作用。

此外，2006 年在《美国临床营养学杂志》刊登的一项研究表明，咖喱可以帮助降低餐后胰岛素反应，促进能量代谢，消耗更多热量，而且能促进脂肪氧化，有利于预防肥胖。之后也有一些研究表明，在同样的能量摄入下，吃咖喱食物对降低肥胖风险有一定作用。

很多人青睐印度菜独特的口味，尤其是咖喱饭，如咖喱牛肉、咖喱鸡块等，很受年轻人欢迎。

超市中现在有很多现成的咖喱调味品，譬如咖喱粉、咖喱酱、咖喱块等，回家经过简单烹饪就能变成香喷喷的咖喱饭。但需要提醒大家，选购时要注意，尽量不要买咖喱块。因为为了让咖喱饭更好吃，有些咖喱块中会加入大量油脂，经常吃这种咖喱块不但不利于控制体重，反而会增肥。

提示： 其实，咖喱的灵魂就是姜黄，除了上述的健康促进作用外，姜黄在中医上也有一席之地，有行气破血的功效，对跌打损伤、月经不调引起的痛经等可能都有一定作用。因此，日常饮食中适当吃点咖喱烹制的菜肴也不错。

🌿 鱼胆有毒不能吃

李然｜食品工程与营养硕士

新闻报道中，因吃鱼胆导致中毒的案例经常发生。例如，四川一名8岁儿童因误食鱼胆导致肝肾受损；湖北襄阳一名女性轻信"鱼胆能清火"，生吞一颗草鱼胆后导致急性肾衰竭，差点丧命。民间关于鱼胆明目、清火的说法很多，但事实上，鱼胆有毒，草鱼、青鱼鱼胆更是含有剧毒，千万不要轻易尝试。

鱼胆即鱼的胆囊，位于鱼类躯干部腹侧，主要用于容纳鱼类肝脏分泌的胆汁。大家都知道，处理鱼的时候，千万不要把鱼胆弄破，否则鱼肉的味道会发苦。

事实上，鱼胆汁的主要成分是胆酸、牛黄胆酸、水溶性鲤醇硫酸酯钠、氢氰酸、组织胺等成分。华中科技大学同济医学院的石朝周教授通过实验发现，导致中毒的罪魁祸首就是"鲤醇硫酸酯钠"这种成分，而且，氰化物也是一种剧毒物质，组胺会引起变态反应。查阅文库资料时发现，因食用鱼胆导致中毒的病例非常多，尤其是在南方各省。

民间一直都有鱼胆能清肝明目、清热解毒、止咳平喘的说法，而且，由于鱼胆很容易获得，中毒事件时有发生。相关研究显示，一次食用鱼胆超2.5克就会导致中毒。生吞一颗鱼胆，后果可想而知。吞服鱼胆，鱼胆汁毒素会迅速作用于胃肠、肝、肾等脏器，半小时内，就可使人发生胃肠中毒反应，出现恶心、呕吐、腹痛、腹泻等症状，继而出现严重的临床急症，严重时可发生多器官功能衰竭，抢救不及时，易导致死亡。而且，最关键的是，鱼胆中毒至今都没有特殊解毒剂，因此，千万别轻易尝试。

自己做鱼的时候要小心，鱼胆一定要处理掉，防止孩子误食。如果在清理鱼的时候不小心弄破了鱼胆，可以在沾上鱼胆汁的地方涂点酒，再用冷水顺着一边冲洗，这样做熟的鱼就尝不到苦味了。

街边烤鱿鱼要少吃

李然｜食品工程与营养硕士

烤鱿鱼遍布大街小巷，之前有媒体报道，有的街边小摊会用"化学水"处理鱿鱼，"化学水"含有甲醛。除了食用安全的担忧，从营养角度来说，即使原料正规，烤鱿鱼仍要少吃。

最近网上盛传"一口鱿鱼=40口肥肉"，说鱿鱼胆固醇含量极高，吃一口鱿鱼相当于吃40口肥肉。其实，这种说法已经流传了好几年，每年都被热炒一遍。但不得不说，这是一个营养谣言。

事实上，这种说法犯了一个非常低级的错误，即将鱿鱼干的胆固醇含量等同于鲜鱿鱼。查阅《中国食物成分表》，鱿鱼干的胆固醇含量为871毫克/100克，换算成水发鱿鱼，胆固醇含量为200毫克/100克左右，约是猪肥肉的2倍，哪里来的"40倍"之说？

虽然如此，但不可否认，鱿鱼仍是一种高胆固醇食物（胆固醇含量大于200mg/100g为高胆固醇食物）。鱿鱼口感鲜美，吃起来也有嚼劲，尤其是烤制后，口感更好。但谁也不会想到，鱿鱼竟然比肥肉的胆固醇还高。此外，鲍鱼、蛏子等类似的贝壳类和软体类水产品的胆固醇都较高，吃的时候一定要适量。

建议大家少吃街边的烤鱿鱼，一方面是因为胆固醇，另外则是出于食用安全和营养的考虑。

鱿鱼被火碱等化学溶液泡发的报道时常出现，不法商贩用火碱、福尔马林溶液浸泡鱿鱼，既可保鲜，也能使鱿鱼的体积增大，烤制后很难发现，吃的时候要注意。其次，鱿鱼烤制需要技巧，稍不注意可能就会将其烤焦，会随之产生一些不利于健康的物质，甚至可能的致癌物。而且，小摊上用的油、调味品可能都是影响食用安全的因素。

整体来说，鱿鱼的营养价值较高，蛋白质含量高，脂肪含量低，而且富含锌、硒以及牛磺酸，对中枢神经和视网膜有保护作用。大家平时可以自己买点新鲜的鱿鱼，回家做炒鱿鱼丝、炒鱿鱼卷、鱿鱼烧肉、熬汤等，味道鲜美又营养。

🌿 泡椒凤爪别多吃

王璐 | 公共卫生学硕士、国家二级公共营养师

长沙海关曾破获一起特大走私冻品案，查扣冻牛肉、冻鸭脖、冻鸡爪等约800吨。生产日期显示，一些冻肉竟长达三四十年，"泡椒凤爪"成重灾区。

长沙海关此次查获的走私冻肉分销全国各地，部分竟然是"70后"猪蹄、"80后"鸡翅，达数百吨。

其实，泡椒凤爪"出事"已经不是第一次了。2013年，广西南宁警方查获一批进口"穿越"凤爪，最老一批竟产于1967年。"僵尸凤爪"很吓人，但其本质是走私产品，来源、贮存和运输都不符合规范，由此制作的泡椒凤爪等当然没有营养与安全可言。而从营养角度出发，即使是来源正规、原料新鲜的泡椒凤爪，也不建议大家经常吃。

烹制"凤爪"一般要用肉鸡的大爪，制成后肉虽不多，但有滋有味，因此成为一种流行的小吃，深受广大女性和爱喝酒的男士们喜爱。泡椒凤爪发源于成都，制作工艺一般是用泡山椒汁液腌制，加入大量白糖、盐和醋浸泡。我国云南一带也有腌鸡爪的地方小吃，做法与泡椒凤爪大同小异。就拿传统制作工艺来说，泡山椒的汁液中可能含有微量致癌物亚硝酸盐，而且，泡椒太过辛辣，经常吃、吃太多，对胃肠的刺激作用可不小。

这是传统的民间加工工艺，至于工业化的生产流程存在哪些问题，我们就不得而知了。而且，袋装的泡椒凤爪在加工过程中可能要加入防腐剂、鲜味剂、抗氧化剂、护色剂等，不宜多吃。如果真的喜欢吃泡椒凤爪，在少吃的同时要注意鉴别。别吃颜色太白的凤爪，很可能被双氧水泡过（双氧水可能会损害胃肠道黏膜），呈自然的微黄色是正常的。将凤爪掰开，关节处应该是深褐色，而如果掰开的骨头茬子是纯白色就别吃了。

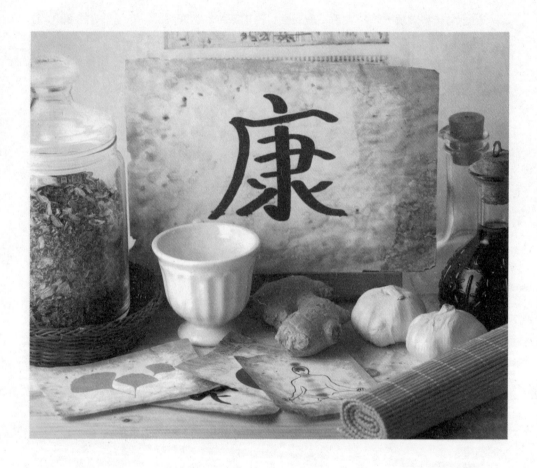

第7章
中医保健细节，
应对常见病痛

　　应对常见病痛，在系统治疗的同时，配合中医食疗、按摩、针灸等保健手法，可明显提高疗效，且简便易行。食疗方多取材于常见食材，例如，山楂枸杞子泡茶饮用可消啤酒肚，菊花枸杞子茶可以缓解眼睛干涩，还有常见的葱白、生姜等也有很多药用价值。本章将为您详细解读这些中医保健的细节及原理，帮助您巧用各种小妙招来有效地缓解病痛。

扁平疣食疗方

张步鑫｜河南省中医院皮肤性病科

扁平疣是由感染人类乳头瘤病毒引起的一种常见皮肤病，好发于颜面、手背和前臂，多为青少年，病程较长。目前现代医学以抗病毒治疗为主，中医多采用清热解毒、祛淤散结的汤药口服。在系统治疗的同时，配合中医食疗，可明显提高疗效，简便易行。下面介绍四种治疗扁平疣效果较好的食疗方供选择。

香附鸡蛋：取制香附 200 克，研为细末，分装成 15 份备用。鸡蛋 1 枚，打碎，与 1 份香附搅匀。取花生油 15 毫升，放锅内烧热后，放入拌匀的香附鸡蛋，煎熟后，放入 10 毫升米醋，趁热吃下。

红花茶：取红花 9 ～ 10 克，以沸水冲泡代茶饮，冲泡至色淡后弃之。

薏仁粥：取新产薏仁 50 克，择去杂质，淘洗干净，加水适量，用大火煮沸后，改小火煮熟成粥，调入白糖少许，空腹顿服（一次服下）。

凉拌蒲公英：取鲜蒲公英 300 克，洗净，用开水烫后，放入香油、味精、盐，凉拌食用。

喝对茶饮消消气

董飞侠｜浙江中医药大学附属温州中医院肾内科主任医师

中药调整情志效果明显，对症选用中药泡茶饮，可减轻生气后的伤害。

地骨皮 + 桑白皮

生气容易导致气滞，气滞则激素分泌紊乱，从而使皮肤长出色斑。相关研究显示，当妇女处在情绪的低谷时，任何药物对色斑的治疗都显得不尽如人意；而当其中一些女性的人际关系得到改善时，色斑可不治自愈。应用地骨皮、桑白皮各 3 克，泡水代茶饮，不但具有开肺气、顺肝气的作用，而且具有美白肌肤的作用。

❀ 玫瑰花 + 牛膝

生气时大量血液涌向大脑，会损坏脑血管内皮细胞，使脑血管的压力增加，大脑思维突破常规活动，往往使人做出鲁莽或过激举动，反常行为又形成对大脑中枢的恶性刺激。这时饮用玫瑰花和牛膝煎的汤，不但能活血理气，而且能引血下行，缓解生气对脑的损害。

❀ 杏仁 + 胡桃仁

生气时的人呼吸急促，可致气逆、肺胀、气喘咳嗽，危害肺的健康。同时由于激素作用于神经系统，使得呼吸急促，甚至出现过度换气的现象，肺泡不停地扩张，没时间收缩，也就得不到应有的放松和休息。此时给予中药杏仁和胡桃仁，可以开肺气，改善呼吸急促的症状，减轻对肺的损害。

❀ 山药 + 枸杞子

经常生气的人会伤肾气，导致肾气亏虚，可使肾气不畅，易致闭尿或尿失禁。此时服用山药和枸杞子，不但可以平补肾气，而且具有补血益精的作用，服用后会减轻对肾气的损耗，改善尿闭或者尿失禁的症状。

❧ 辨体质饮解酒茶

范宇鹏｜广东省中医院治未病中心

解酒在于化湿排毒，保肝护胃。可以通过促进排汗、通利小便、行气通便，排出酒毒。另外，还需时时顾护正气，保肝胆、护脾胃。最重要的是解酒排毒也要辨清寒热体质，有针对性地选用解酒饮品，才能事半功倍，减轻解酒对身体的伤害。

酒喝多了不仅会损害肝脏，还会使湿毒蕴结脾胃，引起身体不适。因此，酒后喝一杯护肝解酒茶就显得尤为重要。另外，不同体质需服不同的解酒茶。

✿ 偏寒性体质：葛花乌梅饮

葛花性微寒，味甘平，为本草中的解酒佳品，西汉成书的《别录》就已有"葛花消酒"的记载了，全方有益胃暖脾、解酒利尿、行气化湿的功效，针对酒后胃胀呕吐及平时畏寒喜暖、手脚易冷、食少腹胀、大便稀烂者醉酒后饮用。

葛花5克，高良姜3克，白茅根3克，陈皮2克，乌梅1粒。将以上材料一同置于瓦罐中，加300毫升清水，先用大火将水煮开，然后用小火煮10分钟，代茶饮用。

✿ 偏湿热体质：枳椇佛手茶

枳椇子是另一味解酒专药，能解酒毒、止渴除烦、止呕、利大小便，有清热祛湿、解酒护肝、通便排毒的功效，适合平素常有口气重、饭后饱胀不适、便秘等症状者醉酒后饮用。

枳椇子5克，葛花3克，佛手3克，决明子5克，山楂3克，甜叶菊0.3克，与300毫升清水一同置于瓦罐中，先用大火将水煮开，然后用小火煮10分钟，趁热饮用。

🌿 葱白是味好药

张昶｜北京航天中心医院中医科副主任医师

葱是常用的调料，也是传统的中药，葱的药用部分指的是近根部的鳞茎，称为葱白。在汉代的《神农本草经》中已为药用，它有很多药用价值。

乳痈：取葱白1根，捣烂取汁，用煮开黄酒120克，分2次冲服。

急性乳腺炎：先用葱白200克，煎汤熏洗乳房20分钟，再用葱白250克捣泥敷患处，每日2次。用于症见乳房发红，压痛明显，扪之灼热，有时会有轻度发热的急性乳腺炎的淤乳期。1天即可见效。

尿潴留：采用阴阳熨脐法，葱白 500 克，切碎捣如泥分成 2 包，先用 1 包置脐上，以热水袋熨 5 分钟，另换 1 包，以冷水袋敷 5 分钟为治疗 1 次，如此交替，以尿通为度。可用于因手术、前列腺增生、急性前列腺炎或药物中毒各种原因造成的尿潴留。

头痛（气血虚）：葱白 15 克，川芎 3 克，白附子 1 个。先将川芎、白附子研成细末，然后将葱白捣烂，与药粉调成糊状，贴在太阳穴上。

🌿 四高饮食有助降血压

刘丽 ｜ 国家二级公共营养师

高血压患者平时要多吃高钙、高钾、高镁、高纤维的食物，对控制血压很有好处。

高钙饮食 研究发现，饮食中钙的摄入量越高，血压越低。高血压患者每日钙的推荐摄入量为 1000 毫克。奶及奶制品、豆类、绿色蔬菜、芝麻酱、鱼虾、坚果类都是钙的良好来源。每天喝一袋牛奶、一瓶酸奶，吃一小勺芝麻酱、100 克豆腐，再加些蔬菜、水果、鱼类和适量的坚果，钙的摄入量就能达到将近 1000 毫克了。

高钾饮食 钾可以扩张血管，降低外周血管阻力，还可以减少肾上腺素的分泌，降低血压。黄豆、黑豆、蚕豆、红小豆、白扁豆、冬菇、紫菜等食物每 100 克中含钾都高于 800 毫克，土豆、南瓜、香蕉中钾的含量也很高。土豆黑豆炖南瓜是一道高钾菜，适合高血压患者食用，不过黑豆也不要放太多，过多食用不容易消化。

高镁饮食 镁可以扩张血管，使骨骼肌松弛，有助于降血压。每 100 克食物含镁高于 200 毫克的有麸皮、南瓜子、山核桃、黑芝麻、葵花子、杏仁、虾皮、荞麦、黑豆、莲子。不过吃坚果应限量，建议每天 10 克就可以了，尽量选用含钠盐低的原味坚果，每周不超过 50 克。

高膳食纤维饮食 哈佛大学研究发现，每日膳食纤维摄入量低于 12 克，高血压患病概率增加 60%。建议每天膳食纤维的摄入量为 25 ~ 30 克，也不要过多食用，以免增加肠胃的负担，尤其是消化功能不良的患者。蔬菜、水果、豆类、坚果和各种谷类中膳食纤维含量较丰富。

一道粥缓解心肾阳虚

赵俐黎｜河南中医学院第一附属医院针灸科主任医师

一位四五十岁的女士找到我，说经常感觉心慌，身上没劲儿，人比以前懒了，老想睡觉，怕冷，特别是手脚冷，胳膊腿还有点肿，一按会有一个小坑，小便也排得不顺。

我看她口唇不红润，有点发青发紫，这是心血不足的表现；她走路比较慢，缺乏朝气，这又是心气不足的表现；摸她的手冰凉冰凉的，这明显是肾阳不足。结合她所说的症状，我判断她这是心肾阳虚之症。

心肾阳虚就是心肾两个脏器的阳气虚衰，阴寒之邪内盛所致的病症。大多是由于外感寒邪，或者经常生病、经常劳累所致。

我告诉她，回去经常做一道简单的粥，对身体特别好。买干姜、炙甘草各3克，桂枝10克，肉苁蓉15克，核桃肉30克，粳米100克，洗干净后，加入适量水在火上煮，先大火，水烧开后，再用小火炖半个小时左右就可以了，每天吃一两碗。她回去按照我说的吃了一个多月后，打电话告诉我说觉得身体好多了。

其实这是金代张元素编著的《珍珠囊》里的方子，干姜有"通心助阳"之功，炙甘草可以益气养心，桂枝有温通心阳的作用，肉苁蓉、核桃肉均有补肾助阳的作用。

恢复活力试试消疲汤

侯一军｜煤炭总医院中医科主任医师

莫名其妙地就觉得特别累、没劲儿、头也疼、没食欲、睡眠也不佳，有的还会有眼痛、嗓子干等症状，检查半天也没什么病。但如果连续几周都这样，可能就是慢性疲劳综合征，可使用疲劳量表进行测量。

中医认为"汤者，荡也"，就是说汤药治病力量猛，针对性也更强。因此，我根据临床经验，研制了一种专门缓解慢性疲劳综合征的汤药，并起了个好记的名字，叫"消疲汤"。它以生黄芪、当归、人参、熟地、赤白芍等疏肝健脾的药材为基本方，味道甘平，由于医生还会根据患者体质和病情在配伍上再稍有些加减，所以味道会有一些细微差别。

慢性疲劳综合征属于中医"虚劳"范畴，一般是由于长期脑力、体力劳累过度，外界不良因素刺激导致肝的疏泄功能和脾的运化功能失调所致。近年来我遇到的慢性疲劳综合征"病因更复杂了"，这与环境变差和不良生活习惯不无关系。一般到门诊就诊的是20～50岁的人，长期处于疲劳状态下，身体正气被不断耗伤。而随着年龄的增长，正气减退，邪气上升，人就容易出现各种疾病。

这个药在临床上反响很不错，有一些原来走路抬脚都费劲的患者，现在都能帮着家里干点活儿了，一些年轻人也觉得神清气爽、有精神了，工作也有干劲了。人的各个系统是一体的，五脏舒坦了，人的状态自然就清爽了。

服用"消疲汤"没有特别的禁忌。但医生会根据患者的实际情况，再提醒一些注意事项，比如气虚的人，在服药时应忌生冷油腻食物，而阴虚体质的人就要忌辛辣、忌气恼。

中医的精髓是"辨证论治"，在此特别提醒大家，千万不要看到哪里有个方子说好，就跟着吃，一定要让专业医生诊断，再根据个人体质和病情因人而异进行治疗。

🌿 常流口水要健脾

赵德喜｜吉林省中医药学会脑病专业委员会副主任委员

口水不一定就是小孩子爱流，大人有的时候也会流口水，尤其是在睡觉的时候，早上起来总发现枕头上有湿湿的一小片。这个尴尬的问题，有些人会以为是自己的不良习惯，很难改变，其实这是脾有问题了。

先说说为什么小孩子爱流口水吧，因为小孩子的脾胃还没有完全形成，所以有些脾虚胃弱，是正常的。

如果不是流太多的口水，只要注意孩子的平时营养且正常饮食，他的脾胃自然就会长好了，不用太担心。大人流口水也是跟脾胃失调有关系的，尤其是脾虚。口水也称口津、涎，是指唾液中比较清稀的部分。

《黄帝内经》说"脾为涎"，在脾气充足时脾的"固摄"功能和涎液的化生是正常的。所以人的涎液能正常传输，帮助吞咽及消化，不会溢出口腔。

但是如果脾虚了，也就是脾的"固摄"功能失调，涎液就不能正常传输，就会发生"流口水"的现象。因此，想要克服睡觉流口水的小毛病，不妨考虑由脾虚入手，可以先不用吃药，用食疗来改善一下脾胃。

取猪肚1只，去除脂膜，洗干净以后切成细丁，莲肉（莲子也可，但要选不带心的）、山药各50克切碎，糯米100克，加水适量，中火煮至熟烂即可。可以早晚两次食用。

经常用此食疗调理，能补脾养胃、补中益气，特别适合脾气虚弱的人食用。

眼干涩泡杯菊枸茶

王超凡｜河南中医药大学第一附属主治医师

我们的眼睛就像弹簧一样，当眼睛一直盯着某一片区域看的时候，就像把弹簧一直拉长绷紧一样，时间久了，它就没办法自动复原了。根据视疲劳时间的长短，还有急性和慢性之分。

有一次，我乘坐大巴车。车载电视里正好在放一部我非常喜欢的电影，于是我就津津有味地把片子看完了。没想到回家后不久，我就感觉眼睛非常干涩，一看到发亮的地方就开始流泪不止，眼睛酸胀得睁不开。后来一琢磨，我这是急性视疲劳了。

还有很多人因为每天工作、学习持续用眼，结果造成了慢性视疲劳。长期下去，视力越来越不好，看东西越来越模糊。中医讲"久坐伤肉，久视伤血"，难道我们就没办法调理了吗？这时候，我推荐大家喝一款菊花枸杞子茶。具体做法是：用菊花15克、枸杞子20克泡水，然后盖上杯盖闷上十几分钟就可以喝了，这是有益视力、补益肝脏的菊枸茶。

菊花和枸杞子可以滋肝阴、补肝血，让肝气更加疏达。长期使用电脑的上班族都可以经常泡些喝。

缓解眼干的好食物

牛爱丽｜国家二级公共营养师、生理学硕士

眼睛长期处于疲劳状态，眨眼的频率明显减少，泪膜蒸发的时间延长，容易引起眼睛干涩。除了控制用眼时间、保持眼睛湿润，在饮食方面，可以做以下三点调整。

动物肝脏配黄绿色蔬菜

缺乏维生素 A，眼睛对黑暗环境的适应能力减退，严重时容易患夜盲症，而每天摄入足够的维生素 A，可预防和治疗干眼病。

各种动物的肝脏是维生素 A 的最好来源，此外，植物性的食物，如胡萝卜、青椒及各种黄绿色蔬菜也是维生素 A 的良好来源。动物肝脏胆固醇较高，不宜过量食用，每周食用 1 ~ 2 次即可。

补充 B 族维生素

B 族维生素也是视觉神经的营养来源之一，如果缺乏维生素 B_1，眼睛容易疲劳；缺乏维生素 B_2，容易引起角膜炎。

富含 B 族维生素的动物性食物有动物内脏、猪肉、鸡蛋等，植物性食物有小麦胚芽、花生、芝麻、大豆、黑米、菌藻类食物等，西红柿、葡萄、猕猴桃、香蕉等水果中也有。多余的 B 族维生素会被人体排出体外，不用担心会摄入过多。

手边放杯护眼茶饮

推荐菊花和枸杞子。菊花富含维生素 A，也能缓解因肝火旺、用眼过度导致的双眼干涩。枸杞子富含 β- 胡萝卜素和维生素 A、维生素 B_1、维生素 B_2 等眼睛的必需营养成分。建议在办公室或家里备些菊花和枸杞子，每天适量泡茶饮，对缓解眼睛干涩及眼疲劳有很好的效果。

此外，平时也要多吃些粗杂粮、红绿色蔬菜、适量动物内脏，豆类、水果等富含维生素 A 及 B 族维生素的食物。

祛斑煎点三白汤

赵岩松｜北京中医药大学教授

每个人都希望自己能够拥有一张红润而且光洁的面容，因为它不仅会给人以美感，还能够使自己精神愉快，有益于身心健康。但是，许多人的脸上都存在色斑问题，尤其是女性在怀孕生育后或是生病吃药后。

我有个女性朋友就是这样，生完孩子以后脸上的皮肤较以前粗糙、萎黄了不少，还长了很多黄褐斑，完全丧失了昔日的光彩。我给她把了把脉，发现她气血虚寒，黄褐斑因此所致。于是我让她回去尝试"三白汤"这个小偏方，方法也不复杂，就是取白芍、白术、白茯苓各 5 克，甘草 2.5 克，用水煎，温服。

这个方子最初是用于治疗伤寒虚烦的，后来发现可以补气益血、美白润肤，遂在民间流传开来。在中医理论中，白芍味甘、酸，性微寒，有养血的作用，可以治疗面色萎黄、面部色斑、无光泽；白术性温，味甘、苦，有延缓衰老的功效；白茯苓味甘、淡，性平，能祛斑增白；甘草性平，味甘，有润肤除臭的功效，用于脾胃虚弱所导致的口臭以及皮肤皲裂等。

中医认为，人的皮肤悦泽与否和脏腑功能有着密切的关系，如果脏腑病变，气血不和，则皮肤粗糙，面部生斑。因此，方剂应该从调和气血、调理五脏的功能入手，从而美白祛斑，对于气血虚寒导致的皮肤粗糙、萎黄、黄褐斑、色素沉着等有很好的效果。

🌿 山楂枸杞子泡茶消啤酒肚

奚小土 │ 广东省中医院急诊科副主任医师

很多中年男人出现啤酒肚，到了冬季，外套都很难扣上，敞开衣襟又容易使腹部着凉，此时才体会到啤酒肚的痛苦。

在这里给大家介绍一个小方法，就是用山楂泡茶喝，因为山楂可以消脂减肥。如果男性常常感觉不想动，老觉得累、困倦的现象，可能是有痰湿积聚，这时光是用山楂效果不好，要配合白术、枸杞子一起用，才能健脾化湿。

具体的做法是：取山楂 15 克，枸杞子 20 颗，白术 10 克。以上药材加清水适量，煮 20 分钟，代茶饮用即可。此方法适宜男性每天饮用 1 ~ 2 次，连续饮用一个月。

脾虚痰湿引起的肥胖，其实病根在脾胃上，山楂有消食、健脾的作用，但不能祛痰湿，这就需要配合白术健脾祛湿，一方面消除积聚的痰湿，另一方面能促进脾胃的运化功能。最后是枸杞子，它具有补气益肝、补虚益精的功效。肥胖者多痰湿，常感到疲劳困倦，服用枸杞子可抗疲劳、补充精力；而且枸杞子有一定的甜味，可以相对中和山楂的酸味，使人更容易接受。

除了山楂白术枸杞子茶，还有一道食疗方对消除啤酒肚也很有效，就是芹菜鲫鱼汤。芹菜鲫鱼汤也是以健脾、化湿、利水为主。鲫鱼能补虚利水，消除身体的水肿；芹菜利尿除湿，同时可帮助解酒；砂仁理气化湿，健脾养胃，能调节脾胃虚弱的体质，对于需要减肥的男士，可以每周食用 1 ~ 2 次，坚持一个月。

🌿 耳鸣不可一味补肾

李洵 │ 北京中医药大学东直门医院耳鼻喉科主任医师

如今，耳鸣患者越来越多，也越来越年轻化，很多患者将原因归结为肾虚，不少患者出现耳鸣后，自己购买服用六味地黄丸、耳聋左慈丸、金匮肾气丸等药物，但疗效却不尽如人意。究其原因，是未能准确判断自己的证候，导致药不对证，自然疗效欠佳。

肾主耳，开窍于耳，肾与耳的关系确实密切，但肾不是唯一与耳有关的脏腑。中医认为，心开窍于舌，以舌非孔窍，故心寄窍于耳，心与耳的关系很直接。脾胃为后天之本，气血生化之源，耳窍为清空之窍，需靠气血濡养才能发挥其正常功能。若用脑过多，思考过度，造成心脾两虚，也会出现耳鸣。还可能伴有脱发、失眠、纳差、精神不集中、记忆力下降等症状。

此类患者可以多食用猪肝、牡蛎、芝麻、桂圆、红枣、阿胶等补心血的食物，配合籼米、粳米、糯米、小麦、甘薯、山药、蜂蜜、木耳、南瓜、核桃、南瓜子、胡桃、榛子、葡萄、樱桃、莲子肉、菱实和芡实（鸡头米）等补气健脾的食物。

耳鸣与肝脏的关系也很密切，但是患者更多地认为是肝火旺盛，于是多服用龙胆泻肝汤，但大多效用不大。原因是，肝血不足、肝郁气滞都能引起耳鸣。肝郁气滞者，热象不一定明显，常会情绪抑郁，胸闷，长出气可缓解；两胁胀痛，可以服用逍遥散，平时多食甜菊、薤白、油菜、菠菜、茄子、桃、山楂、杨梅、蒜、萝卜、胡萝卜等，或者玫瑰、茉莉、白梅花三者适量与蜂蜜同泡后饮用。

食疗对症治耳鸣

张永臣｜山东中医药大学附属医院针灸科主任医师

耳鸣是一种常见的临床症状，患者自觉耳内鸣响，常听闻潮声、蝉鸣、机器轰响，是由多种疾病诱发的证候之一。下面分别介绍耳鸣的几种常见类型以及食疗方法。

肾精亏损型 肾精亏损型耳鸣的症状是耳内有蝉鸣声，且声音低微，夜间加重，伴有腰膝酸软、头昏眼花等症，舌红苔少。多见于年老体弱者。食疗方，腰花粥。猪腰一对、粳米100克，将猪腰去臊腺洗净，切成腰花后与粳米一起煮粥，加葱白2根，每日早晚服用。还有一个简便的食疗方，芝麻粥。50克炒黑芝麻与100克粳米一起煮粥，每日早晚服用。

痰火郁结型 痰火郁结型耳鸣症状是耳鸣声持续不断，伴有咳嗽痰多、头重头闷、胸闷不舒等症，舌红苔黄腻。食疗方，山楂橘皮饮。生山楂 20 克切片，橘皮 20 克切丝，泡水代茶饮。

肝火上扰型 肝火上扰型耳鸣的症状是耳内鸣响如闻潮声，郁怒之后突发加重，伴有口苦咽干、胸胁胀闷等症，舌红苔黄。食疗方，菊花马蹄粥。干菊花 10 克，鲜马蹄片 50 克，与粳米 100 克一同煮粥，每日早晚服用。

风热侵袭型 风热侵袭型耳鸣的症状是耳鸣，伴有耳中阻塞感，听力多下降，伴有头痛恶风、发热恶寒等症，舌红苔黄薄。食疗方，菊花雪梨饮。干菊花 10 克与雪梨半只（切块），泡水代茶饮。

脾胃虚弱型 脾胃虚弱型耳鸣症状是耳鸣持续不息，由思虑过多、过度疲劳导致，伴有食欲不振、疲倦乏力等症，舌苔薄腻。食疗方，莲子红枣扁豆粥。干莲子肉 10 克、红枣 10 枚、鲜白扁豆 20 克、粳米 100 克一同煮粥，每日早晚服用。也可以选择红枣小米粥，红枣 10 枚、小米 50 克一同煮粥，每日早晚服用。

🌿 耳科专家的保健操

彭振兴 ｜ 北京世纪坛医院耳鼻喉科

经常对耳朵进行揪拉、揉捏等按摩，能疏通经络，运行气血，达到防病治病的目的。

按摩全耳，双手掌心摩擦发热后，向后按摩腹面（即耳正面），再向前反复按摩背面，反复按摩 5 ~ 6 次。此法可疏通经络，对肾脏及全身脏器均有保健作用。

拉耳屏，双手食指放耳屏内侧后，用食指、拇指提拉耳屏，自内向外提拉，提拉由轻到重，牵拉的力量以不感到疼痛为限，每次 3 ~ 5 分钟。此法可治头痛、头昏、神经衰弱、耳鸣等疾病。

扫外耳，用双手把耳朵由后向前扫，这时会听到"嚓嚓"的声音。每次 20 下，每日数次，长期坚持，能强肾健身。

拔双耳，两食指伸直，分别插入两耳孔，旋转 180°。往复 3 次后，立即拔出，耳中"叭叭"鸣响。一般拔 3 ~ 6 次。此法可促使听觉灵敏，并有健脑之效。

鸣天鼓，两掌分别紧贴于耳部，掌心将耳盖严，用拇指和小指固定，其余三指一起或分指交错叩击头后枕骨部，即脑户、风府、哑门穴处，耳中"咚咚"鸣响，如击鼓声。该方法有提神醒脑、宁眩聪耳之功效，不仅可作为日常养生保健之法，而且对于中老年人常见的耳鸣、眩晕、失眠、头痛、神经衰弱等病症有良好的疗效。

泡脚也要选好时间

吴敏｜江苏省中医院内分泌科主任医师

绝大部分人都知道泡脚有好处，但很多人不知道，在不同的时间泡脚，作用也会不同。晚上泡脚护肾，早上泡脚精神好。

因为夜间睡觉长时间保持同一姿势，血液循环不畅，早上泡泡脚，正好可以促进血液循环，调节自主神经和内分泌系统。而且，脚掌上的神经末梢与大脑相连，洗脚时用双手在温水中按摩脚心、脚趾间隙，能使大脑感到轻松、舒畅。

早上洗脚方法很简单，水温控制在 40℃左右，以舒适不烫为宜，浸泡 5 分钟左右。双手食指、中指、无名指三指按摩双脚涌泉穴各 1 分钟左右，再按摩两脚脚趾间隙半分钟左右。为保持水温，可分次加入适量热水，重复 3 ~ 5 次。如果时间不充裕，仅进行 1 次即可，或者仅做按摩，不用热水浸泡。

而晚上 9 点泡脚最补肾。之所以选择这个时间，是因为此时是肾经气血比较衰弱的时辰，在此时泡脚，身体热量增加后，体内血管会扩张，有利于活血，从而促进体内血液循环。同时，白天紧张了一天的神经，以及劳累了一天的肾脏，都可以通过泡脚在这个时候得到彻底放松和充分调节，人也会因此感到舒适。热水泡脚不但可以起到滋肾养肝的作用，还有利于提高睡眠质量。如果泡完脚后，再适当做几分钟足底按摩，对身体的血液循环更好，脏腑器官也更能得到进一步调节。泡脚后，建议不再进行其他活动，隔数分钟即入睡，补肾效果更佳。

晚上泡脚时，水温不能太热，以 40℃左右为宜，泡脚时间也不宜过长，半小时左右即可。泡到微微出汗是最好的。由于金属易冷，所以泡脚的容器最好用木盆，其中可放一些有利于活血的丹参、当归；或放些连翘、金银花、板蓝根、菊花，以起到降火清热的作用。

爱忘事多揉头顶

高清顺 | 河南中医学院第一附属医院推拿科主任医师

很多人上了年纪之后，总爱忘事儿，这边嘴里还刚念叨着今天要干什么，结果扭个头就忘光了。

我以前就碰到这样一个人，才50多岁，就有健忘的毛病。他说家里开了个饭店，20多年来一直忙活着，没休息过一天．中间有一次，他突然心脏病发作住了一次院，回来后，他就彻底把生意交给孩子们去打理了，自己什么事都不做。没想到这一放松，他就开始变得"糊涂"起来，忘性特别大。于是来门诊找我。

我告诉他每天可以用两手的拇指和中指交替着从印堂穴推至发际，共进行10次；然后再由发际直推至百会穴，做10次；然后再定在百会穴上3个呼吸时长，如此为1遍，做3～7遍。

印堂穴很好找，就在两眉头之间的中点上；百会穴也不难找，位于头部，在两耳尖连线的中点处。

同时，我还让他去药店买丹参、石菖蒲各50克，芸苓、五味子各30克。把这些药加清水适量，煎煮30分钟，去渣取汁，与2000毫升开水一起倒入盆中。先熏蒸，等水温适宜的时候，再来泡脚，每天早晚各1次，每次熏泡40分钟，15日为1个疗程。这个方子可以健脑益智，安神通窍。

🌿 消肿护肤试试中药湿敷

皮桂芳、王婷婷｜《健康时报》驻湖南中医药大学第一附属医院特约记者

中药湿敷是湖南中医药大学第一附属医院较早开展的中医特色护理技术，广泛应用于中医内科、外科、疼痛理疗科等，尤其在皮肤科应用广泛；对于急性期皮损多采用清热凉血解毒中药，能起到清热利湿、减少渗出的作用，多用于急性期的带状疱疹、湿疹、皮炎、银屑病等疾病。

操作时，将无菌纱布用熬制好的中药药液浸透，敷于局部，通过药液的渗透及冷、热原理，达到清热解毒、消肿散结以减轻局部肿胀、疼痛、瘙痒等症状，能使皮肤表层软化，溶解消除分泌物及其他病理产物；对皮肤有保护、清洁、消炎、镇痛、止痒等作用，主要用于红、肿、渗出性、急性炎症性皮损。

中药湿敷所用的药材需要根据不同病情配置。湿敷时先将调制好的药液（温度适宜）倒入治疗碗内，敷布浸入药液中，用无菌镊子夹起拧至半干（以不滴水为度），抖开，折叠后敷于患处。每隔5～10分钟用无菌镊子夹取纱布浸药后淋药液于敷布上，保持湿润及温度，以发挥药效，每次湿敷30～60分钟。湿敷过程中，注意观察皮肤颜色及全身情况。

🌿 巧用白酒治抽筋

朱晓平｜广东省中医院治未病中心副主任医师

现在中老年人一有什么脚软、腿抽筋就会想到补钙，其实大可不必，由于腿部血液循环欠佳引起的腿抽筋也为数不少。

比如前几天门诊上一位六十多岁的陈大娘，一来就问我怎么补钙，原来这位患者睡觉时小腿会经常抽筋，吃了一个多月钙片还是没有解决问题。我预判她这种情况应该与

缺钙无关，于是仔细检查后发现，她小腿多处隐约可见些小小的紫黑色血管，这在中医看来，叫作"淤络"。再用手摸腿上的皮肤，感觉温度有些发凉。有了这些发现，我初步判断她的腿抽筋可能是腿部血液循环欠佳而引起的。

随老年人年纪增大，血管开始出现硬化，腿部局部的微循环功能就可能变差。这样白天活动后，小腿部肌肉反复收缩后，产生了大量代谢产物，积聚在局部无法运走，在晚上就可能会刺激神经，导致小腿肌肉抽筋。这种情况在中医看来，则是因为局部血淤，血淤日久容易生风，所以会产生抽筋这种"风"的表现。

分析完病因后，我教了她一个最简单的方法：每天临睡前，先用温热水泡脚 5 ~ 10 分钟，泡脚的盆要深一些，水要多一些，最好接近膝部。然后擦干水，将高度数的白酒加温热后，倒一些在手心上，在经常抽筋的部位揉搓几分钟，要有一定的力度，揉搓至局部皮肤发红。最后，喝上一小杯（半两以内）白酒再入睡。

白酒有活血化淤、改善微循环的功效，在睡前外搓，能够促进局部的血液流动，加速代谢产物的运走、分解。此外，少量饮酒有改善血液循环、活血化淤之效，这已被现代医学广泛认可。睡前少量饮酒，还有一定的安神效果，能够降低神经的兴奋性。这样几方面作用加起来，内服外用，自然就能迅速起效了。当然了，如果老人不能饮酒，也可以取消内服的步骤。

几天后，这位患者复诊，说方法很灵，用了以后当晚就不抽筋了，而且至今也没有发作过。我再摸摸她的小腿皮肤，发现手感也不凉了，这说明她的病情还不算严重，局部循环在白酒的刺激下迅速得到了改善。我让她以后可以养成习惯，1 ~ 2 周这样操作一次，肯定能够有良好的预防保健作用。

🌿 简易四字操，轻松护颈椎

徐毅｜安徽中医药大学第一附属医院推拿科副主任医师

现代人患颈椎病的情况较多，但又因为生活节奏快，没有太多时间做系统的锻炼。我这里有个简便易行的四字操提供给大家，希望能有所帮助。

先做预备动作：身体自然站立，双眼平视前方，双手叉腰。

然后是四个动作。

1. 回头望月

头颈向左（右）后上方伸展至极限位，好像仰望天空中的月亮一样，之后尽力向该方向牵拉，保持 3 ~ 5 秒。还原。

2. 往后观瞧

头颈向左（右）后下方伸展至极限位，眼看右（左）后下方（脚跟），之后尽力向该方向牵拉，保持 3 ~ 5 秒。还原。

3. 侧耳贴肩

头颈尽力向左侧（右侧）屈曲，左（右）耳向左肩（右）方向靠拢至极限位，之后尽力向该方向牵拉，保持 3 ~ 5 秒。还原。

4. 前伸探海

头颈向左（右）前下方伸探，眼看前下方地面，之后利用头部的自然下垂、下颌的向前探伸，尽力向该方向牵拉，保持 3 ~ 5 秒。还原。

要注意，严重的脊髓型颈椎病患者、颈部活动容易出现眩晕者，以及有急性神经根性症状的患者应慎做。

刺血疗法是天然消炎药

吕沛宛 | 河南省中医院治未病科

刺血疗法是中医的一种传统疗法，很多患者由于不了解，对刺血疗法或多或少有些恐惧。

工作压力大，再加上饮食不节，很容易导致气机不畅、肠胃失调，郁火上炎，或咽喉疼痛、口臭、烦热难寐等症状，这些其实都可用刺血疗法治疗。

刺血疗法是在中医基本理论指导下，通过放血祛除邪气而达到调和气血、平衡阴阳的一种有效治疗方法，适用于"病在血络"的各类疾病。运用刺血疗法"消炎"，协调人体的整体功能，病愈后很少复发，更谈不上有抗生素的毒副作用。

其具体操作方法是，先在针刺部位揉捏推按，使局部充血，然后消毒，右手持针，以拇、食二指捏住针柄，中指端紧靠针身下端，留出针尖 0.1 ~ 0.2 寸，对准已消毒过的部位迅速刺入。刺入后立即出针，轻轻挤压针孔周围，使其出血 3 ~ 5 滴，然后用消毒棉球按压针孔即可。多数穴位疼痛感低，感觉如静脉输液时的针刺。

寒头暖足来养生

李尤佳 |《健康时报》驻河南省中医院特约记者

中医《脉法》中有这样一句话："圣人寒头暖足，治病者取有余而益不足也。"寒头暖足，既是古代中医学的治病准则，也是老人养生保健的重要方法。

寒头：因人而异

河南省中医院传统诊疗中心主任医师周军丽这样解释，为什么头要寒呢？这是因为头是人体阳气最盛的地方，适当的寒可以刺激头部血管及神经，有助于保持大脑清醒，在一定程度上可起到保健作用。经常用冷水洗脸或冷毛巾敷头面几分钟，不仅会使头脑冷静清醒，还能提高身体免疫力，对感冒有预防作用。

但很多人有这样的感受，一旦戴上帽子，只要偶尔不戴可能就会感冒，这其实是一个身体的习惯和适应问题。体质虚弱的人、老人和孩子要根据各自情况而定，任何事都不是绝对的。

暖足：艾叶泡脚

说到暖足，周军丽主任医师谈到，这是因为脚离心脏最远，是全身血液循环的末端，热量传到脚部很慢，又在身体的最下部，是阴气聚集的部位，本身就容易寒，我们常说"寒从脚起"也就是这个意思。

周军丽主任医师介绍，可用艾叶泡脚。将艾叶撕碎放入泡脚桶里，用滚开的水冲泡开后自然冷却到温水泡脚，并配合双手按摩足底，使药物更好地刺激足部穴位和反射区，从而达到通经络、促进血液循环、调节神经系统、改善睡眠的目的。

注意要泡到全身微微出汗，不可大汗，再喝上一杯生姜红枣水，既去了寒又不泄气。用艾叶泡脚每周一次即可，要忌寒凉食物。

气血不足的人，建议在泡脚前喝一碗红枣桂圆汤，补充体内元气。总之，要根据自己的身体体质而定。

🌿 肝病十节操

袁梦｜北京中医医院肝病科主治医师

肝病十节操是在已故肝病大师关幼波教授指导下整理形成的，该套保健操动作和缓、简单易学，长期坚持锻炼能够起到增强脏腑功能、调节全身气血的作用，是慢性肝病患者均能参与的保健活动。

第一节叩头。全身直立，两手握空拳，两手手指指端轻叩头顶部。这里要注意的是叩头时只能腕关节活动，不能肘关节大幅度伸屈运动。叩头时，两手从前额向中向后轻叩，然后由后枕部向左右顶边缘部向前额轻叩，往复循环地轻叩。至于叩几次，视各人情况而定，一般自觉疲劳就停止，通常以 50 次为度。

叩头是一种保健运动，通过叩击头顶部穴位能起到意想不到的健身作用，尤其适合脑力劳动者，对慢性肝炎患者效果更好。

第二节梳头。叩头后接着梳头，先直向梳刷。用木梳梳头，每分钟 20 ~ 30 次，每天 1 次，每次 3 ~ 5 分钟，以后逐渐加快。接着手握梳柄，手腕回转，使梳子顶端碰着头皮，斜向梳刷。先顺着头形梳，将头发梳顺，接着逆向梳，再顺着头形梳。梳时用力要均匀、适当，不要用力过猛，以防划破头皮。该动作能促进局部血液循环，松弛头部神经，消除疲劳。

第三节弯腰与扩胸。两脚自然分开，两手叉腰，先左右侧弯 30 次左右，再前俯后仰30 次，然后两臂左右扩胸数次。

第四节击掌。两手侧平举，手臂伸直，呈90度角，手指伸直分开，然后用力击掌。注意要用力，使得手掌发出声来，自觉疼痛。这样刺激手掌，能起到手针疗法作用，有利于调节全身状况，达到健身效果。击掌的次数，视各人情况而定，一般以20次左右为度。

第五节浴手。浴手是保健按摩中的一种。取习惯体位，排除杂念，心静神凝，耳不旁听，目不斜视，意守丹田，两手合掌由慢到快搓热。

第六节搓面。浴手时搓热的手平放在面部，两手中指分别由前额沿鼻两侧，向下至鼻两旁，反复揉搓，到面部发热为止。做20次，然后闭目，用双手指尖揉按眼部及周围。

第七节搓耳。耳郭上有很多穴位，用双手的食指、中指与环指3指，前后搓擦耳郭，刺激分布在耳郭上的各个穴位。次数多少视各人情况而定，一般以20次左右为度。

第八节搓颈。两手的食指、中指与环指伸直靠拢，用力搓擦颈后部的风池穴、凤府穴。

第九节缩唇呼吸。直立，两手叉腰，腹式呼吸，先吸气，停顿片刻，然后缩唇，不要用力，慢慢呼气，直到吐完为止，再深深吸一口气，反复数次至十余次。这样能延长氧气在肺泡内的时间，促进氧气与二氧化碳交换；慢慢吐气，减少肺泡在体内残存的气体。

第十节散步。散步是指不拘形式、闲散、从容地踱步。

做个药枕治失眠

夏公旭｜南京市中西医结合医院治未病科副主任中医师

药枕疗法属中医"闻香治病"的外治法范畴，这种方法免除了患者长期服药之苦，颇受患者欢迎。

药枕的保健原理是：人睡眠时的头颈部温度可以使药枕内药物有效成分缓慢地散发出香气，这些香气凝聚于枕部，通过鼻腔、口腔、咽腔黏膜和皮肤对药物的吸收，经过肺的气血交换进入体内，达到安神入眠的目的。

药枕疗法适用于慢性疾病的调理，如神经衰弱、失眠等。例如，心神不安、血虚、忧郁失眠可自行制作合欢枕：用合欢花、夜交藤各1千克，粉碎后装入枕套做成药枕，即可安神解郁、活血通络。不过要想治疗效果更好，最好还是先到中医院，请医生辨明症状后再因人而异，对症下药，这样做的药枕效果更好。

肛周痒试试截根疗法

范瑞强｜广东省中医院皮肤科主任，主任医师

秋冬季气候干燥，皮肤瘙痒是个常事儿，但肛门、外阴的皮肤瘙痒可就不好拿到台面上来说了。因为病情尴尬，很多人有此症状时都是忍了好久才来就诊。实际上这个病在医生这里根本不是个事儿，治疗起来更是手到擒来，很多中医院的特色疗法——截根疗法，就对这类皮肤病有很好的疗效。

截根疗法一般以针刺背部穴位为主，比如肛门瘙痒症，常取长强穴、大肠腧穴、腰腧穴、关元腧穴、承山穴等穴位；而阴囊瘙痒和女阴瘙痒症要取三阴交穴、肾腧穴、关元穴、长强穴等。医生会用三棱针从穴位表皮下挑出白色纤维样物，适当上下左右牵拉数次后把其拉断，一次治疗就完成了。

由于这种方法是从根源处解决问题，有点像"斩草除根"，所以就得了"截根疗法"这么个名字。每次截根2～3个穴位，一般挑5～8次即可。治疗过程中部分病例出现轻度牵拉感、轻度瘙痒等不良反应，不必担心，一般均可自行消失。

从中医角度来说，私处瘙痒是由多种起因引起脏腑功能失调，淤血阻络，久郁皮肤，留滞不散，经络淤阻兼外感风毒而发。截根疗法又称挑治疗法，它可以疏通经络，使气血调和、祛邪止痒。

这个疗法说起来容易，但非常考验医生的技术，患者应选择正规的医院进行检查及治疗，更不能因尴尬、"难以启齿"而在家自行操作。

此外，患严重心脏病、身体过度虚弱者、疤痕体质者、精神紧张者以及过度饥饿者都不宜使用截根疗法。

❈ 治痔疮不必非动刀

白克运│山东省中医院肛肠科主任、主任医师

人们常说"除之而后快"，但用在痔疮手术上却不那么贴切，几乎所有做过痔疮手术的人或许都会有这样的感触：术后比术前疼得更厉害。这可能也是山东省中医院肛肠科不开刀治疗痔疮的特色疗法——熏洗坐浴法，享誉全国的原因所在吧。

我们肛肠科治疗痔疮的 18 种自制药剂就像 18 般武艺，对付内痔、外痔、肛门肿痛、肛周脓肿等各有专长，其中以熏洗坐浴法最受患者欢迎。中医认为风湿燥热是引起肛肠疾病的主要病因，基于这一点，我们以荆芥、防风、苦参等有清热、解毒、消肿、活血止痛的药材配制成的复方荆芥熏洗剂能有效减轻甚至消除患者的症状，尤其是炎性血栓性外痔。患者不肿不疼了，一些小的皮下血栓也能被吸收。

因为是复方药，所以使用起来也特别方便，患者在家使用的时候先用纱布把药包好（要包得松散不要太紧，这样泡药的时候能泡透），在盆中泡一个小时左右，再煮 15 分钟，倒入一个能装 5000 ～ 6000 毫升水的大盆里熏洗患处就可以了。之所以用大盆是因为这样熏洗可以将臀部完全浸入药液中，轻微揉洗。一般每天 1 ～ 2 次，每次熏洗 15 ～ 20 分钟就行。肿痛比较明显的患者最好等药液不烫手的时候再洗。一般来说，湿热体质使用的效果比较好，但因为是外用药，所以虚寒体质用也无太大的影响。需要注意的是，对中药有过敏史的患者和孕妇要慎用。

熏洗坐浴的同时，有些患者还需要配合肛门塞药、口服药等手段，如由湿热引起的肛肠疾病患者（外痔肿痛、内痔脱出、肛周脓肿患者），医生就会再开些秦艽片，服用后肛门坠胀不舒服等症状就会得到明显改善。由于此药可能会对胃有影响，所以胃寒的患者饭后服用最适宜。

年轻人因为经常运动，患痔疮后症状不明显、不常复发、对生活工作影响较小的话，使用熏洗坐浴配合其他肛门塞药、口服药等手段，是一种替代开刀的有效方法。但如果是老年人因为便秘较重，痔疮发病率较高，对生活影响大，而且没有心脑血管、糖尿病等疾病，则建议手术一次性切除，更有助于改善生活质量。

"整脊"治疗颈腰椎病

符名赞｜广东省佛山市中医院骨伤科副主任医师

早上起床后突然觉得颈部疼痛，转侧不利，坐卧难安，甚至不能上班或上学，到医院按医生叮嘱采取卧位或坐位，在患者还没有留意时，一个果断到位的手法便使患者有了"解套"般的感觉，颈部屈伸转侧自如。这看似神奇的一幕，正是不少颈椎病患者亲身体验过的中医整脊疗法。

所谓整脊疗法，又称"脊柱（定点）旋转复位法"，先用分筋弹拨、按压疏理等手法使紧张的患处肌肉松弛；随后，患者最好取正卧位，以便脊柱周围的肌肉处于放松状态，医生以一手的虎口位置握住患者的痛点（定点），另一手在痛点处向错位突出的反方向45度角推顶，使错位的关节回复原位。

中医整脊疗法的原理十分简单，是民间智慧的体现，它操作简便、无创、见效快，患者比较容易接受。颈椎疾病实际上是各种原因导致的关节小错位，椎管神经受到卡压，进而引起颈部痹痛、屈伸转侧受限，通过中医特有的整脊手法复位后可整复错位，使之筋柔骨正，恢复正常的"椎曲"，关节滑利。

但该疗法对医生的手法要求比较高，如果在施术时力度掌握不好或患者配合不好，旋转过位很可能会加重对患者脊柱的损伤。

有种根茎专治鱼刺卡喉

尹沅沅｜《健康时报》驻河南省人民医院特约记者

吃鱼时被鱼刺卡喉的事情时有发生，除了"吐"，其实用中药"威灵仙"去鱼刺的效果也很好，将其直接煮水喝就行。除此之外，用威灵仙加热水浸泡腿部，还可以帮助去骨刺。

河南省人民医院中医科杨强博士介绍，威灵仙是一种毛茛科植物的根茎，此药性味辛、咸、温，有祛风除湿、通络止痛的效果，常用于治疗风湿痹痛、屈伸不利。《本草正义》认为此药走窜消克，积湿停痰，血凝气滞，诸实宜之。因此，威灵仙有很好的疏通、止痛之效，历代医书记载，它对治疗"骨鲠咽喉"效果较好。

鱼刺卡喉后，可取 30 克威灵仙，适量加水，大火烧开后，用小火煎煮，煎至半碗或一碗，晾到温度合适，慢慢喝下即可。

不过杨强博士提醒，此药一般用于治疗较小的鱼刺或者极细小的骨头卡喉。如果鱼刺较大，应尽快到耳鼻喉科就诊，必要时要在喉镜下取出鱼刺，以免出现局部化脓肿胀，影响呼吸甚至危及生命的事情。另外，如果被较小鱼刺卡喉，不适感比较弱，也可以什么都不做，正常睡觉、休息，经过一夜的放松，依靠人体自身的调节，被卡的鱼刺可能因为喉部肌肉的放松自行脱落或被咽下。

一般来说，用威灵仙能加大祛风通络力度，属于"悍"药，力量威猛，临床用于治疗鱼刺卡喉，可加速破疹通关。威灵仙对鱼刺鲠喉的作用，可能在于它能使食管平滑肌兴奋性增强，由节律收缩变成蠕动，并使其局部松弛，使鱼刺易于松脱。

威灵仙用于治疗"骨鲠在喉"时，因用量较大，药性猛烈，且其功效又可治疗"血凝气滞"，所以孕妇及气血亏虚的人忌用；儿童各器官发育不够完善，代谢功能不如成人，药物用量不易掌握，也最好不用。

其实，威灵仙在临床应用广泛，常与其他药物配伍使用，如跟苍术、桂枝等相配，可以温经散寒，治疗寒湿阻滞引起的关节疼痛、肢体麻木。由于其还有积湿停痰的功效，还可与半夏、皂角等配伍，治疗痰臃于胸和咳喘。

🌿 中医可治声音沙哑

钟艳萍｜佛山市中医院耳鼻咽喉科副主任中医师

一副清亮的嗓音不仅是身体健康的表现，也会有助于职场和社交，不过生活中的"鹅公喉"或有气无声的人并不少见。像教师、导游、业务员等都是声音沙哑的高发人群。声音沙哑有治疗的办法吗？

声音嘶哑是一种因器质性或功能性原因引起的发音障碍性疾病，症状较轻者声音嘶哑、发音疲劳，说话词不达意；严重者失声，嗓子干涩，甚至疼痛不适，经过一段时间的"休养生息"也无法缓解。临床上这样的患者很多，所以我们开设了嗓音专科门诊，通过嗓音专业设备、中医中药的治疗方法和后续的嗓音康复训练提供针对性的诊断、治疗和养护的全套服务。

造成声音沙哑的原因很多，嗓音门诊对持续声嘶的患者通过诊疗设备诊断、评估后，确定采取手术治疗还是保守治疗。临床实践表明，中药、针灸加康复性嗓音训练可为患者提供标本兼治的综合性治疗，不仅可巩固疗效，还可以预防因用嗓方法不正确引起的声嘶反复发作。

以中药辨证治疗为例，声音沙哑的患者大多可分为肺气虚和痰淤互结两种证型。用嗓过度的人群，因说话太多导致肺气不足，声怯懒言，神疲乏力，如果只服用一些利咽开音的中成药，往往效果不佳。

中医有"金击有声，五音皆出于肺"的说法，从补肺益气入手，养阴润喉为辅，肺气实则声音洪亮。痰淤互结型除了声嘶外，还表现为"吭咔"动作多，干咳有痰的证虚邪实症状，声带过劳受损后持续声嘶，病久则入血入络，治宜攻补兼施，行气化痰祛淤。

声音沙哑易反复发作，很大程度是由于患者日常不良的饮食和生活方式以及不科学的用声方法引起的。

为此，嗓音门诊为患者集中开设为期 8 周的嗓音训练课程，指导患者培养正确的饮食习惯，少食辛辣刺激性食物，多喝水，睡好觉，保持愉快的情绪；避免嗓音的滥用和误用，掌握腹式呼吸和调息，选择性地进行口腔和咽喉肌肉协调性训练，学会用鼻咽腔共鸣，做好嗓子的日常养护工作。

🌿 肩周不适艾灸治

阮志忠｜南京市中医院针灸科主任中医师

中医学认为，艾叶味苦、辛，能通十二经。《本草纲目》中称"艾叶能灸百病。"它有温阳补气、温经通络、消淤散结、补中益气的作用。

艾灸是一种保健疗法，选择一些特定的穴位灸之，可以温阳补气、疏通经络、祛湿驱寒。一般选用的穴位主要有足三里、神阙、关元、气海、命门，可以起到温补元阳的作用。

《医学入门·针灸》记载："药之不及，针之不到，必须灸之。"说明灸法有其独特的疗效。对于寒湿型肩周炎，尤其是肩周炎慢性期，通过艾灸治疗，可以很好地缓解不适症状。选取肩膀周围的穴位，比如肩髃穴、肩髎穴、肩贞穴、肩前穴、肩内陵穴等穴位艾灸治疗肩周炎。

具体操作是将点燃的艾条悬于施灸部位之上，一般艾火距皮肤约3厘米，灸5～10分钟，皮肤有温热感，而不至于烧伤皮肤，以红晕为度。

需要注意的是，实热证、阴虚发热者，一般不适宜灸疗。另外，颜面、五官、有大血管的部位，以及关节活动部位，不宜采用瘢痕灸。孕妇的腹部和腰骶部也不宜施灸。

🌿 "时间医学"怎么治病

李净草｜空军总医院中医科医师，博士

时间就是生命，运用"时间医学"还能治病，中医的"灵龟八法"则是运用"时间医学"的典范。空军总医院中医科运用"灵龟八法"治疗失眠、慢性胃炎、荨麻疹、除皱、女性痛经及妇科杂症等疾病都有较好的效果。

"灵龟八法"又名"奇经纳卦法"，它是运用古代哲学的九宫八卦学说，结合人体奇经八脉气血的汇和，按照日时干支的推演数字变化，采用相加、相除的方法，按时取穴的一种针刺法，是最古老、最有生命力的生物医学和时间医学。

中医学的宇宙观着重天、地、人合一。人体的健康受节气变化、地理环境、时间运转的影响，每日的十二时辰（每两小时为一时辰）与人体的十二经脉息息相关，而经脉又与人体的五脏六腑相配。"灵龟八法"将宇宙天体宏观运行、出没、交会规律，结合相对微观的人体奇经八脉与十二经脉相交会的八个穴位（分别为：公孙穴、内关穴、足临泣穴、外关穴、后溪穴、申脉穴、列缺穴、照海穴）。

此法具体是将患者来诊之日、时的干支所代表的基数相加之和，阳日除以9，阴日除以6，将不能尽除的余数求出。此余数即是纳于九宫八卦之数。阳日的公式为：（日干＋日支＋时干＋时支）÷9＝商……余数。阴日的公式为：（日干＋日支＋时干＋时支）÷6＝商……余数。然后以余数寻八法歌中之穴。

例如，如果有一个人失眠，过去医生常规的看病办法是先根据患者是由什么原因引起的，分析这患者属于失眠中的哪一种，然后再对症选穴针刺。而"灵龟八法"则是根据患者来看病的时间，从这八个穴位里选1～2个来治病。例如患者是甲子日戊辰时来的，根据灵龟八法，甲为10，子为7，戊为5，辰为5，甲子戊辰之基数相加，共得27（10+7+5+5=27）。此甲子日是阳日，应除以9，余9（27/9得商3余数为0——除尽则以9代之），查八穴纳卦数，即取列缺穴。

"灵龟八法"治病有很多优点，它选穴少而精，操作方便、安全（八个穴位都分布在四肢），对治疗顽固性便秘、失眠、慢性胃炎、偏头痛、颈椎病、荨麻疹、除皱、女性痛经及妇科杂症等疾病都具有较好效果，且治疗过程中患者痛苦少，更易于患者接受。

患者如要用此法看病，尽量上午来医院治疗、扎针。因为上午阳气比较充足，这个时候治病对调理身体、治疗疾病效果比较好。

牛蒡治高脂血症效果好

陈小翠｜上海岳阳医院中医内科副研究员

牛蒡别称"恶实"，为菊科二年生草本植物，性凉，味甘、苦。我国部分地区及日本、韩国等均有种植，是多功能时尚蔬菜，俗称"东洋萝卜"。鲜根含有多种酸类，有较高的营养价值和药用价值，具有通经活络、消炎抗病毒、降脂、降糖、止血、升白细胞、增加大肠的蠕动及子宫收缩力、抗癌等作用。用牛蒡做高脂血症的食疗方有很好的效果。

日本研究结果表明，牛蒡的嫩根有壮阳补肾的作用，其含有黄酮类化物，常食对某些癌症有一定的控制作用及治疗效果。因此，日本开发上市了牛蒡系列保健品，用于降糖、降压、防便秘、防治癌症及延缓衰老。

本人在临床介绍高脂血症患者用牛蒡烧肉汤治疗高脂血症，效果蛮好，方法如下：牛蒡半根，洗净，切片或块，准备猪肉或小排骨 2 ~ 3 块，洗净一起放入锅内，加冷水适量，先大火烧开，后改用小火煮 1 小时以上，放少量盐调味，佐餐或当点心吃（这是一个人的计量），每周吃 2 ~ 3 次即可。

3 ~ 6 个月后化验血脂（吃牛蒡汤期间，不要吃任何降血脂的药），一般都能恢复到正常范围或相比原来有所下降。患高脂血症的朋友，不妨试试，没有什么副作用。只是有些人会不习惯牛蒡的味道，但总比中药汤药好吃多了！

不过要注意的是，牛蒡不能去皮，孕妇慎用，肾功能衰退者不宜服用！牛蒡在大超市或批发市场都有卖。挑新鲜点的，最好不要"空心"且粗大的。

看舌苔调饮食

潭月丽｜上海中医药大学附属医院儿科主任医师

看舌应该包括舌体、舌质和舌苔。正常舌应是舌体柔软、活动自如、颜色淡红，舌面有干湿适中的薄苔。一旦患病，舌就会相应地发生改变，舌苔也容易发生变化。

舌质淡白，舌苔薄白： 这种舌苔多为寒证，常见于感冒早期，此时可选择性质偏温的饮食，以软食、羹食为宜，如小米粥、发面饼，也可用葱、姜、红糖煮水，每日多次饮用。需要注意的是，有此症状的人不宜吃性偏寒凉的食物，如冷饮、凉拌菜、蟹、螺、鸭蛋等。

舌苔白厚，或白厚腻： 此种舌苔多为寒湿所致，常见于脾胃功能不足者。宜选用健脾温胃、散寒化湿的食物，如山药、薏仁、荷叶、山楂、白果等。另外，出现这种舌苔时，要少吃甜、腻、煎、炸、生冷等食品，否则会导致腹胀及食欲减退。

舌苔黄，或黄腻： 提示脾胃湿热或肠胃积滞，多在感染、发热或消化功能紊乱等情况下出现，也经常伴有口渴、烦躁、大便干结、小便黄少等症状。这时宜选用清热利湿的食物，如冬瓜、苦瓜、白萝卜、丝瓜、藕、绿豆、薏仁等；少食热性食物，如羊肉、乌骨鸡、鱼、虾、红枣、桂圆、荔枝、芒果、樱桃、辣椒等。

一碗生姜水应对六种病

和岚｜北京大学第三医院中医科主任医师
李洪娟｜北京中医药大学教授

不少人都熟知姜汤有治疗感冒之功效，然而这日常厨房中最常见的小配料——姜，其保健作用远不止于此。

❀ 感冒：姜水加盐泡泡脚

将双脚浸于热姜水中，水能浸到踝骨为宜。浸泡时可在热姜水中加盐、醋，并不断加热水，浸泡至脚面发红为止。

专家点评： 此法对于外感风寒有疗效，适用于风寒感冒或淋雨后有恶寒、发热的患者，不适合热暑感冒及风热感冒。此方法借生姜热力辛散表邪功效，同时可通血脉。

同时也要注意，高血压、心脏病、足癣、糖尿病、皮肤感染者慎用。泡脚时，皮肤微微发汗即可，不可大汗。

❀ 关节炎：盐水煮姜后外敷

将生姜切成一厘米厚的姜片，放在浓盐水中煮熟，然后用热的生姜片外敷腰部和膝关节，反复数次，能使肌肉由张变弛、舒筋活血，可大大缓解疼痛，是对付阴天下雨、天气骤冷导致的腰痛、膝关节痛的有力武器。

专家点评： 腰椎间盘突出症和膝关节骨性关节炎是中老年人的常见病，这两种病痛都可用生姜来缓解。肾主骨生髓，腰椎及骨关节疾病和肾精损耗、化生不足有关。咸味入肾，热助阳气，辛散气结，所以对这类寒淤凝滞的疼痛有效。

此外，针对胃痛、痛经、肩周炎等各种疼痛，也可用生姜外敷痛点（中医称其为"阿是穴"）的办法来对付，注意在使用时不要着凉。

❀ 面部暗疮：温热姜水洗脸

用温热姜水洗脸，每天早、晚各1次，持续约60天，暗疮就会减轻或消失。

专家点评： 生姜具有杀菌消炎解毒的功效，同时可通血脉。因此姜水对于中焦寒湿阻滞的暗疮有效。

❀ 呕吐：与姜半夏一起煎服

用生姜、姜半夏各9克，水煎服，用于胃大部切除术后等不明原因的呕吐及美尼尔氏综合征、胃炎、胰腺炎、胆囊炎甚至尿毒症等引起的顽固性呕吐。

专家点评： 生姜主要含挥发油和辛辣成分，它们能直接刺激口腔和胃黏膜，引起局部血液循环改善，促使胃液分泌、唾液淀粉酶活性增加，胃肠蠕动增强，从而有助于提高食欲和促进消化吸收，排出胃肠积气。

需要注意的是，此处用到的是"姜半夏"，半夏生食0.1～1.8克即可引起中毒，而生姜半夏汤能止呕化痰。

❀ 脚臭：泡脚加点盐和醋

将脚浸于热姜水中，浸泡时加点盐和醋，浸泡 15 分钟左右抹干，擦点爽身粉，臭味便可消除。

专家点评：姜对于由细菌真菌引发的脚臭有比较好的治疗作用。

❀ 孕吐：姜糖水热饮

生姜捣碎与红糖冲姜糖水热饮对妊娠呕吐或痛经的妇女有一定的疗效。

专家点评：生姜能改善胃部血液循环，减轻孕激素对胃黏膜的刺激，达到止吐作用，另外能加速子宫排泄宫腔血液，对痛经患者具有止痛作用。

相关阅读

巧吃生姜不上火

常吃姜会引起肝火旺，如果同时配一些疏肝、理气的食物，如山楂、菊花等，便可迎刃而解。用它们和姜配合泡茶喝，也可以消除生姜引起的燥热而不伤身体。对于那些脾胃虚寒、消化不良的人，可每天用姜泡水喝，但一般人若想保健，一周喝一次红糖姜水即可，当然也可在平日吃些含姜的食品，比如姜糖。

生姜不要去皮吃

有些人吃姜喜欢削皮，这样却有损姜的整体功效。因为姜的皮下富含杀菌成分，对增强人体免疫力有帮助，但注意食用前一定要将表皮清洗干净，以免有农药残留。而且，切忌吃腐烂的生姜。因为腐烂的生姜会产生一种毒性很强的物质，可使肝细胞变性坏死，诱发肝癌、食道癌等。"烂姜不烂味"的说法是没有科学依据的，不宜轻信。

第8章

服食中药细节，用对了才有效

　　六味地黄丸、麦味地黄丸、知柏地黄丸、杞菊地黄丸、桂附地黄丸——都是"地黄丸"，怎样分辨其成分差异及个性？牛黄清胃丸、牛黄清火丸、牛黄解毒丸、牛黄清宫丸、牛黄清心丸、安宫牛黄丸——以"牛黄"命名的药物各有对症，该如何选择呢？对于这类常见中药，不能想当然地服用，需要细分其成分和适应证，用对了才能药到病除，保障健康。具体应该如何选用，本章将为您详解。

数数"地黄丸"家族

周玉芳｜浙江医院中药房药师

"地黄丸"家族中最有名的要数六味地黄丸，但还有一些在其基础上加减成分，拥有相同族名的"地黄丸"，因组分的差异而各有个性，需要使用前稍加分辨，不能误认、误用。

六味地黄丸：特点是补泻并用，平和甘淡、不燥不温、补而不滞、滋而不腻，是补阴的代表方之一。适用于肝肾阴亏，虚火所致的眩晕、耳鸣、腰痛、消渴等。需要注意的是，六味地黄丸并不适用于肾阳虚的患者。肾阳虚临床表现为一年四季手脚发凉，食欲不振，汗冷或房事不力、阳痿不育，宫寒不孕，患者感觉腰膝酸冷、怕凉。

麦味地黄丸：由"六味"加麦冬、五味子组成，也称八仙长寿丸，保养性质明显。适用于肺肾阴虚，如潮热盗汗、咽干咯血、眩晕耳鸣等。对咳久伤阴，或消耗性疾病（如肺结核）所致的咽干、口渴、咳喘、痰中带血等有不错的疗效。

知柏地黄丸："六味"加知母、黄柏，增强了滋肾阴、泻虚火的作用。妇女更年期综合征、神经性耳聋、慢性咽炎、口腔慢性溃疡等患者，如果有阴虚火旺、潮热盗汗、咽干口渴、咯血、小便黄赤、牙龈肿痛等症状，属于阴虚火旺，适合用这一药物。

杞菊地黄丸：由"六味"加枸杞子、菊花组成。它和六味地黄丸的区别在于，前者增加了养肝明目的功效，主要滋补肝肾；后者是滋补肾阴。中医治疗眼部疾病，往往从肝肾入手。杞菊地黄丸可治疗肝肾阴虚同时伴有的头晕目眩、视力减退、视物昏花等眼部疾病，以及高血压、糖尿病等。

桂附地黄丸：用于肾阳不足、命门火衰所致的腰膝酸痛、肢体浮肿、小便不利、老人尿频等。判断阳虚的最简单方法，就是看舌苔，色淡而多苔，多属阳虚。此外，阳虚者畏寒怕冷，四肢不温。但要注意，它与目前使用的金匮肾气丸是处方组成不同的两种中成药，现在市场上的金匮肾气丸是在老方的基础上加入川牛膝、车前子制成的"加味肾气丸"，习称济生肾气丸，主治肾虚腰重、脚肿、小便不利。

提示患者，地黄丸虽属非处方类药品，但最好不要随意购买，应在医生指导下合理选择和使用。

🌿 六味地黄丸不能乱服

毋杨｜河南中医学院第一附属医院市场开发部

六味地黄丸是药，不是补品，也并不适合所有人。

生活中常见许多人选择用六味地黄丸来治疗腰膝酸软、头昏眼花、盗汗遗精、耳鸣等症状，一些有疲劳综合征、更年期综合征、失眠等症状的人也会选择服用此药。

但河南中医学院第一附属医院老年病科邵静教授强调，有口干、口苦、口臭，大便干结，舌苔黄厚等体内有湿热症状的人群靠吃六味地黄丸来缓解症状其实效用是相反的，它只会加重阴虚，还会造成服用者食欲不振、身体乏力加重的后果。

中药名方六味地黄丸，其中所谓"六味"是指由熟地、山药、山萸肉、泽泻、丹皮和云苓（茯苓）六味药组成。

现在市面上常见的还有知柏地黄丸、杞菊地黄丸、金匮肾气丸等中成药，都是在六味地黄丸的基础上演变而来的。

其中，知柏地黄丸中还含有知母、黄柏，该药偏重于清热、滋阴，有小便短涩、淋漓不尽、小便黄赤、口干舌燥等症状的可以服用此药。

杞菊地黄丸中添加了菊花、杞果两味药，偏重于明目，如果有视物不清、视物昏花的症状可以服用。

如果有肾阳虚偏重，怕冷、手脚不热、腰膝酸疼症状的，则可服用金匮肾气丸。

另外，有些人也并不适合服用六味地黄丸。如有面色黄白，体质虚弱，四肢发凉，体热怕冷等症状的阳虚患者；脾胃功能不好的患者，因为六味地黄丸药性偏凉，易造成消化不良，从而导致腹泻；同时体态肥胖的人因痰湿、湿邪过重，也不适宜服用六味地黄丸。

邵静教授还提醒，感冒患者一定禁用六味地黄丸，因为患有感冒时要祛邪，而六味地黄丸是滋补药，这一祛一补是相互矛盾的，如果此时服用六味地黄丸反而对感冒不利。

"牛黄"家族很难辨

陈燕清 | 山西中医学院附属医院治未病中心副主任

王红宇 | 北京市海淀医院中医科主任

上火牙疼，嗓子疼，便秘，口唇出现疱疹，很是痛苦。此时，很多人都会到药店自行选购清热祛火的中成药来治疗，但在购买时总是会遇到很多以"牛黄"命名的药物。名字都差不多，功效也差不多，到底该选哪一种呢？

牛黄清胃丸

适应证： 主要用于治疗心胃火盛导致的头晕目眩，口舌生疮，牙龈肿痛，乳蛾，咽痛，便秘，尿赤等症。清胃泻火，润燥通便。

中医讲"上、中、下三焦"，上焦包括心、肺，中焦包括脾、胃、肝、胆等内脏，下焦包括肾、大肠、小肠、膀胱。

牛黄上清丸，顾名思义，多用于清上焦火，肺热以及头面部上火不适都可以适当服用牛黄上清丸去除火气。

而牛黄清胃丸以清胃火为主，对中焦、下焦火都有一定的作用，多用于治疗胃中灼热和因胃热引起的口臭、大便干燥。药味平和无毒，可作为家庭常备的败火药。但阴虚火旺者及孕妇不宜用。

牛黄清火丸

适应证： 用于肝胃肺蕴热引起的头晕目眩，口鼻生疮，风火牙痛，咽喉肿痛，痄腮红肿，耳鸣肿痛。

牛黄清火丸可以同时作用于上、中、下三焦，但由于牛黄含量不足1克，药效也相对较弱。

很多患者不知道选择哪种药时都会选择牛黄清火丸，因为它总是会起到作用，而且比较保险，不会出错。有些人体质较弱，即使身体局部火气较旺，也不建议使用太过寒凉的药物，建议使用牛黄清火丸逐步改善。

牛黄清火丸的药效比较弱，虽然安全，但是治疗周期会比较长。

❋ 牛黄解毒丸

适应证：用于感冒后所引起的口唇疱疹，牙龈肿痛，口舌生疮。清热解毒。

"牛黄上清丸、牛黄清胃丸、牛黄清火丸和牛黄解毒丸"四味药作用较为相似，都是用于清热解毒，主要区别在牛黄含量以及配伍用药的比例。

牛黄清胃丸和牛黄上清丸中的牛黄含量约为 2 克，最少的牛黄清火丸每颗只含不足 1 克的牛黄。牛黄解毒丸的牛黄含量较高，每颗大约为 5 克，所以药效就要更为猛烈，多用于治疗较长时间不能褪去的毒热。毒热过盛可能会引起皮肤表面出现红疹，甚至没有发热时就会发生淋巴结肿大等情况，都可以使用。但不宜久服，孕妇也要禁用。

❋ 牛黄清宫丸

适应证：本药退热镇静效果明显，现在主要用于治疗流脑、乙脑以及外感导致的高热不退，尤其适用于儿童高热惊厥。

在中医里"宫"指心包。清宫就是指清心涤热的意思，所以清宫丸多用于高热惊风等症状，可清热、化痰、祛风，对于因高热引起的口干舌燥、神智昏迷也都很有作用。

大人与小孩子都适合，如果是小儿服用，可以把药丸处理后通过鼻饲给药。

由于此药含有朱砂、雄黄，不宜长时间、大剂量应用，肝肾功能不全者慎用。

❋ 牛黄清心丸

适应证：主要用于治疗气血不足，痰热上扰引起的胸中郁热，惊悸虚烦，头目眩晕，神志昏迷，痰多质稀等症。

它的配伍里含有少量的参，同时也有补气血的作用，所以对于心火过旺而导致的头晕目眩、血压升高等症状都有很明显的效果。

另外，牛黄清心丸也有镇定的作用，因此对于因心火旺而睡眠不佳的患者尤其有效。

补中有清，清中有补，以清为补，这味药不寒也不热，相对来说更安全，不会对身体有伤害。但由于本药中含朱砂、雄黄，所以不宜过量久服，肝肾功能不全者慎用。孕妇禁用。

❋ 安宫牛黄丸

适应证：用于中风昏迷及脑炎、脑膜炎、中毒性脑病、脑出血等证。

春季尤其是在惊蛰前后，天气冷暖不定，是脑中风等心脑血管疾病的高发期。在山西，尤其是有老人及心脑血管疾病患者的家庭，一直把此时服安宫牛黄丸作为预防中风的保健方法使用。其实，这种观念是错误的。

中医讲究辨证用药，同样是中风昏迷、热闭神昏，比如昏迷的同时，鼾声痰鸣声都很大，面色很红，这类患者服用安宫牛黄丸确实有效，但寒闭神昏者则不得使用安宫丸，用了还会加速死亡。因此，绝对不能将安宫牛黄丸当作保健药吃，特别是本身就阳气虚的人，即便之前有过中风、脑血栓，也是不对症的，甚至服用后会伤阳气。

而且安宫牛黄丸大部分药物成分的药性寒凉，不能久服，孕妇慎用。

🌿 这些中药很多人都用错了

冯玉华｜陕西中医学院方剂教研室博士

一些常见的中药或中成药进补效果虽好，但有相对应的人群和症状，不能想吃就吃，生活中，很多人都用错了。

❋ 地黄丸补肾阴：不对症吃后易上火

在中医数以千计的方剂中，最家喻户晓的莫过于六味地黄丸了。

《中国中医药报》曾做过一项调查，记者随机走访了北京的几家药店，发现每家药店平均每天要售出近 20 盒六味地黄丸。调查还发现，很多人知道六味地黄丸是用来补肾的，少部分人知道是用来补肾阴的，还有相当一部分人竟然认为六味地黄丸是补肾阳的，把其当作中药"伟哥"。

六味地黄丸其实是古代儿科专家钱乙所创，最初是用来治疗小孩"五迟五软"的，即小儿发育迟缓。后世医家逐渐把它用来治疗肾阴虚。所以六味地黄丸是用来补肾阴虚的，而非人人合适。

而且，该药虽然为"平补"之剂，但成分多滋补，非肾阴虚者吃后很容易会上火、生口疮。

❀ 固元膏补血：三类人不能随便吃

其实，固元膏很适合冬天进补吃，它是以阿胶为主要材料，配以黑芝麻、核桃、红枣、冰糖等辅料，用黄酒熬制而成，素有"贵妃美容膏"之称，尤其适合于血虚体质的人群服用。

不过，下列三类人群在服用时需要特别注意：一是孕妇，在怀孕前三个月和后三个月是不能吃的；二是脾胃功能差的人群，不能直接服用，需要在原药方基础上加健脾类药物才可服用；三是宫寒的人，不能直接服用，需要在原药方基础上加温阳药物才可以服用。

❀ 人参补气：选哪种得分体质

大部分现代人大都缺乏运动，即中医所讲的"久卧伤气"，所以现在气虚的人也越来越多。中药补气的药很多，其中高丽参和西洋参属于名贵中药材，二者同属补气药，都可抗疲劳、提高免疫力，但二者的效用同中有异。

高丽参性甘温，适合于久病体虚的人群，具有大补元气、生津止渴、宁神益智的作用，适用于体质偏寒的人群吃。而西洋参性甘、微苦、凉，具有补气养阴的作用，体质偏寒者不宜服用。

🌿 苍术煎汤祛风湿

韩平｜中华中医药学会科普专业委员会副主任委员

得了风湿性关节炎怎么办？

用苍术汤能解决。取苍术 120 克，加水 1500 毫升，去渣取汁加适量蜂蜜，一次服完，微微发汗为佳。

提起风湿性关节炎，肯定与风和湿脱不开干系。这种病在中医里被称为"痹证"，"痹"就是闭阻不通的意思，是风寒湿热等外邪乘虚侵入人体，闭阻了经络，造成气血运行不畅，滞留于筋脉、肌肉、关节等部位造成的。

除风湿是苍术的主要功用，这与苍术的芳香味有关，中医认为，芳香的食物或者药物，能够起到祛湿化湿的功效。芳香还能化湿？没错，一般气味芳香、药性偏燥的药都能运化脾土，祛除湿邪，比如厚朴、藿香、砂仁等，它们都是芳香的药品，都有化湿之功，但是苍术一个很重要的有别于其他化湿药的特点就是长于祛风湿。

风湿主要由风、寒、湿三种邪气所致，苍术辛而散，能散风邪，如此一来，三邪皆去，痹症自消。据说，宋代的大医学家许叔微常年嗜酒，伤及脾胃，水湿运化不利，得了一种叫"湿阻胃"的病，他用苍术粉加上红枣，调和生麻油制成小药丸，服药数月后病就痊愈了。

另外，苍术除了化湿，还有发汗的功能。《药性切用》里说苍术"苦温辛烈，燥胃强脾，发汗除湿"，如果食用苍术之后人发汗了，那么苍术除湿算是达到功效了。但是除风湿的发汗，一般以"微微似欲出汗"为原则，喝完此苍术汤，感到微微发汗，那效果是最好的。

此外，用适量的筋骨草鲜叶或嫩叶，捣碎如泥，涂于患处，用布条绷紧，一般过1～3小时，会感觉有烧灼感，并起一层小水疱，如果没有烧灼感可以连敷几次。然后解开布条，用消毒后的针挑破水疱，再用纱布包扎，几天后灼伤处就可愈合，关节疼痛也可消失。

透骨草的别称叫山野豌豆，与我们平时吃的豌豆样子差不多，做药用的是带根的全草。看"透骨草"其名，就应该大致知道它有什么疗效了，没错，它能透骨，具有治疗风湿骨痛的功能。它性湿，味甘、辛，辛则发散，能祛风除湿；温则能通，能舒筋活血。因此它从古至今，都用来治疗一些风湿痹痛，其中以治风湿导致的骨关节疼痛最为常用。

🌿 四君子汤最补气

陈玲｜北京协和医学院硕士

党参、白术、茯苓、甘草便是中药里最有名的"四君子"了，它们组在一起就是经典的"四君子汤"，这道汤最擅长做的一件事便是补气，后来许多补气方都是在它的基础上加味，所以称得上补气药里的鼻祖，配得上"补气第一方"这响当当的名号。

四君子汤脱胎于《伤寒论》中的"理中丸"，去掉了原方中秉性燥烈的干姜，换成性质平和的茯苓，从而驱除大寒的主效变成温中补气。

如果你有面色发黄、气短乏力、说话声低、脾虚气弱、不爱动等现象，那你应该最需要喝些四君子汤了。党参为君药，甘温益气，健脾养胃；臣药是白术，健脾燥湿，加强益气助运之力；佐以甘淡茯苓，健脾渗湿，苓术相配，则健脾祛湿之功益著；使药是炙甘草，益气和中，调和诸药。四药配伍，便能起益气健脾之功。

古人为何要给这么一个补气的方子冠以"君子"之称？

那就要说到治病的原则了，人生病了，是应该先扶正，还是先驱邪呢？主张先扶正的医家认为，扶助正气后，人体正气充足，自然邪气就没有地方停留了，好比是满屋子的君子，想搞破坏的人自然会觉得无地自容，悄悄地溜走。

而这个方子，因为药力平和，专门扶正，这四味药如同四位君子，扶助人的正气，所以才叫作四君子汤。同时，这四味药材均属于平、温药材，不燥热，补性平和，品性中正，不偏不倚，也有君子致中和的古意。

四君子汤中加入陈皮、半夏后便是六君子汤，在六君子汤的基础上加香附、砂仁组成的就是香砂六君子汤，作用都属于健脾和胃，理气畅中，去湿。不过香砂六君子汤除了补气，在开滞健脾方面更胜一筹。

现代人大多操劳过度，男生工作压力大，容易气虚，从而精力体力都跟不上，喝点四君子汤补气后能抗疲劳，使精力更充沛；女生易贫血，血压低，四君子汤可使脾气充足，从而气血生化有源，最终可以面色红润；家里的老人由于上了年纪，五脏都易虚，常饮用还可以提高免疫力，益气健脾；小孩子如果体质差，又不是太小（不低于五岁），也可以酌量饮用。

也许你觉得汤药的味道不会太好，那就做成药膳，炖肉的时候适量放上一些，美味又滋补。

逍遥丸不是女性专属药

邓桂明｜湖南中医药大学第一附属医院药学部临床药学科副主任药师

黄小敏｜河南省中医院药学一部副主任药师

逍遥丸是味颇为有名的女性常用药，医家叶天士赞其为"女科圣药"。近日，在某搜索平台公布的药品网民关注度数据中，逍遥丸位居前列。不过，如此备受关注的逍遥丸可并非女性专属，它的功效范围也远不止于妇科。

🌸 男人用其治肝病

逍遥丸源于《太平惠民和剂局方》，起初只有散剂，组方为：柴胡、当归、白芍、炒白术、茯苓、生姜各15克，薄荷、炙甘草各6克。其中柴胡疏肝解郁，使肝气条达，为君药，多用于治疗肝郁相关疾病，能够疏肝健脾，养血调经，用于肝郁脾虚所致的郁闷不舒、胸胁胀痛、头晕目眩、食欲减退、月经不调。

中医眼中的肝和现代医学的肝不同。现代医学中肝是帮助解毒的一个器官。而中医的肝指的不仅是一个器官，更是一个功能系统，主藏血、疏泄，负责把身体内的气血运行通道给疏泄开。

逍遥丸除了可用于女性养血调经外，还具有疏肝健脾，调理因肝气不舒而引起的胸胁胀痛、头晕目眩、食欲减退等功效，同样适用于男性。特别是现代人生活压力大，易出现情志抑郁、思虑过度，或者因生气而伤肝，都可以选择逍遥丸改善情志，疏肝健脾。

如今为满足不同人群需要，在逍遥丸基础上增加了牡丹皮、栀子两味清热凉血的药材，不仅具有疏肝健脾的功效，还能清肝热和营血。因此加味逍遥丸，还可治疗肝郁水湿、十二指肠溃疡、高脂血症等疾病。

🌸 女人肝郁型月经病才对症

尽管逍遥丸用来养血调经较多，也要了解月经不调的病因才能对症用药。

逍遥丸主治肝郁脾虚所致的月经不调，多表现为行经时间延长，过期不净，量或多或少，经色紫暗，有血块或伴小腹疼痛等症状。如果是气血两亏、脾肾亏虚、气阴两虚造成月经周期提前或过期不净，经色淡质稀，舌淡苔白润，应选乌鸡白凤丸，若没在医生指导下对症用药，效果会适得其反。

此外，和男性相比，女性更容易受情志影响变得郁闷，最后肝郁脾虚导致胸胁胀痛，严重时甚至会出现乳腺增生。虽然逍遥丸也可散结，但当患者出现胸闷等其他不适时，应先去妇科或乳腺科做个常规检查，而不能自作主张开始服用逍遥丸。

❉ 别当成日常保健品

有一些女性误将逍遥丸做养血调经的保健药，用于日常服用，这是错误的。长期服用无法达到保健效果，甚至会对肝肾功能造成影响，一般建议连服不要超过半年。

目前逍遥丸有滴丸剂、蜜丸剂、颗粒剂等，服用较方便，一般建议餐前餐后半小时服用即可。之前医家使用逍遥丸会避开女子经期，因药物中的当归有活血作用，易造成经血过多；而经炮制的中成药在药效释放上相对较缓，即使经期服用，一般也不会出现血崩危象。

逍遥丸是甲类非处方药，建议用药前咨询相关药师。因其对高血压、心脏病，比较严重的肝病患者及体质较弱的儿童、老人和孕妇，可能会产生不良影响，建议在医生诊断后选择使用，不要乱用。

相关阅读

增疗效：配点生姜效果好

患者服用的逍遥丸多是炮制好的中成药，建议在服用时留意下药品说明书，如成分中没有生姜，建议服用时自己切数片姜（15克）开水冲泡，然后用冲泡的生姜水送服。但要注意，以生姜送服逍遥丸要避免晚上服药，因为中医讲究"上床萝卜，下床姜"。由于姜味辛性温，能生发阳气，到夜间，人身应该是阳气收敛、阴气外盛，这时吃姜就违反生理规律，影响睡眠。

治脱发：逍遥丸也能显身手

脱发是中年人较常见的现象，虽不致命但却给生活带来不便且很难控制。一部分人的脱发是因肝郁脾虚，使血液不足以供养人体而导致的，对于这部分脱发患者，可尝试服用逍遥丸缓解。

另外，因逍遥丸可疏肝理气，临床医生常用其来治疗较为严重的斑秃（鬼剃头）。斑秃多为肝气不足、肾气亏损所致，逍遥丸可以疏肝理气，六味地黄丸可以滋阴补肾，二者合用可弥补肝气不足、肾气亏损，从而达到生发、治斑秃的作用。

🌿 冬季养护全家的小药方

　　一到冬季就会有各种各样的小麻烦，上火、体寒、皮肤干痒……为了解决这些常见的冬季小麻烦，这里特别为大家搜罗了解决冬季常见问题的小药方。

❀ 男人上火喝汤药

刘敏｜北京中医药大学东直门医院消化科主任医师

推荐药：麻杏石甘汤

　　曹先生来消化内科就诊，他说自己感冒了，咳嗽流鼻涕，在家吃了感冒药但不见好转，现在还出现了便秘的情况，每天起床一股口臭味。他琢磨这感冒不像普通的感冒，就到医院来了。

　　这种感冒属于外寒内热，俗称"寒包火"，在冬季尤其北方的冬季很常见；风干物燥，人体易生内热而招致外寒，稍不注意补水就会出现此证，本身体质就偏热的男性更易如此。

　　"寒包火"属于感冒的一个阶段，如不及时治疗，体内的火热无法得到发挥就会郁结病变为扁桃体炎和肺炎等。推荐一味不错的汤药——麻杏石甘汤，能解外寒、清内热。

　　麻杏石甘汤记载于古书《类证治裁》，主要由麻黄、杏仁、生石膏和生甘草组成。"寒包火"患者选麻黄、杏仁各 9 克，再加 6 克的甘草和 24 克石膏用水煮开，直接服用去渣的药水就可以了。

❀ 女人怕冷用古方

张晋｜中国中医科学院西苑医院治未病中心主任

推荐药：四逆散、四逆汤

　　缩在羽绒服里，抱着热水袋、暖宝宝，厚被子一床叠一床，冰凉的手脚依然无法暖起。不少女性一进入秋冬就变为"冰美人"，畏寒、怕冷，手脚冰凉是最常见的事。

　　怎么让自己暖起来？推荐两个古方：四逆散和四逆汤。四逆散源于《伤寒论》，组方为柴胡、芍药、枳实、甘草各 6 克，用水煎服即可。张晋解释说，很多人手脚冰凉但到胳膊就不凉了，往往是因为肝气不舒、情绪不佳导致的，这种情况下需要疏肝理气而不是简单温阳，四逆散就是临床上最实用、效果最好的古方。

还有些人不仅四肢冰冷而且面色苍白，甚至还伴随食欲不振，可以配合四逆汤进行调理。同样出自《伤寒论》的四逆汤，主要由 6 克甘草、6 克干姜以及 15 克附子组成，煮水服用后能治疗心肾阳衰寒厥。

冬季怕冷是人的本能反应，很多人并没有把此事放在心上。但张晋提醒，如果手脚冰凉特别严重，甚至连半个胳膊都发凉，很有可能是冠心病或是其他心血管疾病的信号，中老年人要特别注意这点。

❋ 老人干痒多洗洗

杨岚｜首都医科大学附属北京中医医院皮肤科副主任医师

推荐药：归藤洗剂

一到冬天，困扰老人的不只是冷，还有痒。不少老人一进冬天就感觉皮肤瘙痒，一直痒到第二年的四五月份，天热之后才逐渐恢复正常。这是老人冬季常见的"干痒"。老年人由于皮肤的自然老化以及一些病理性因素，皮脂腺和汗腺分泌减少而致皮肤干燥，再加上冬天寒冷干燥，皮肤受到刺激致使血管收缩，皮脂腺和汗腺的分泌进一步减少，加重皮肤干燥。

如果到了冬季瘙痒病的程度，医生可能会根据具体情况给予对症治疗，如中药煎水外洗。北京中医医院常用的就是归藤洗剂。其主要成分是白鲜皮、当归、首乌藤等，可以活血、养血，继而达到治疗目的。如果身体情况许可，可以试着将这几种药材用水煎煮，以稀释的药汤进行泡浴或湿敷，也能起到一定润肤止痒的作用。此外秋冬季节选用橘皮、薏仁、莲子、红枣、当归等健脾养血的中药做成药粥，坚持食用，对防治瘙痒病也有辅助作用。

此外还要提醒老年人，药浴时间不宜过长，20 分钟左右为宜；水温不宜过高，以温凉为宜，泡浴时切忌抓挠，以免造成皮肤破损。

❀ 幼儿积食巧化解

丛丽 | 浙江省中医院儿科主任中医师

推荐药：小儿消食颗粒

"大夫，我女儿最近胃口差、大便干，嘴巴也臭了""大夫，孩子一点也不想吃饭"……冬天很多家庭饮食肉食增多、味甘厚腻，导致小儿积食高发，儿科门诊里，带着孩子来求诊的人不少。

从专业上看，小儿积食就是吃多了。与成人比，小孩子肠胃功能还有限，尚不完善。所以不能像要求大人一样要求小儿饮食，不能"觉得孩子吃得不多，就让他再多吃点"。小儿一旦吃多，脾胃功能就会受损，那么，食积就形成了。食积一旦形成了，其他毛病也就跟着来了。

对于刚得食积的孩子，因为是吃多了，所以空空肚子就好了，或只给他吃些容易消化的稀粥，或舍得"饿"他一两顿，孩子自己有可能会好起来。症状较轻的食积，孩子不想吃饭，舌苔厚、口臭、大便臭，情况不严重的，家长可以买些麦芽、山楂、陈皮，自己煮水喝，帮助消化一下就可以了。当然，也可以用一些助消化的药，如小儿消食颗粒、健胃消食片等。但如果孩子食积较重，病程较长，或伴有大便干燥、手脚心热、口唇红、烦躁等症状，已经属于食积发热，就不宜自己在家处理了，需要到儿科就诊，让医生处理。

需要注意的是，健胃消食的药毕竟是药品，能不用尽量不用。最好的办法是防止孩子得食积。如果一定需要用药的，孩子症状一旦消失就没必要再吃药了，否则可能会伤身体。

❀ 鼻塞咽痛也有好药

郭强中 | 广东省中医医院耳鼻喉科副主任医师

推荐药：复方薄荷脑滴鼻液、喉特灵、喉可安

冬季有两大中医上说的邪气：一是风，二是寒。它们侵入人体，都容易导致鼻塞。风引起的鼻塞和寒引起的鼻塞症状表现不同，治疗方法也不同。

先说风引起的鼻塞，这种鼻塞容易伴有鼻子痒。早期治疗应该用祛风解表的药材，最常见最好用的就是生姜。熬一碗生姜红糖水，生姜别去皮，祛风又能驱寒。也可以适当地切些葱白放进去，与生姜一起熬水饮。

风寒引起的鼻塞，可能伴有比较明显的鼻痛。北方风大的地方，往往风寒并重，患者可能就是鼻子干痛。这时可以用一些带有滋润效果的滴鼻液。广东省中医医院有种复方薄荷脑滴鼻液，薄荷能醒鼻通窍，对缓解风寒之邪引起的鼻塞、鼻干，效果不错。

嗓子干、嗓子疼，也是冬季常见问题。这也跟风和寒有关。风是阳邪，伤阴液，风入体内易造成喉咙干；寒气伤人，喉咙出现牵扯感，会痛。小孩更是可能由此引发扁桃体炎或者发热。

不管是咽喉干还是咽喉痛，都可以通过含片、喷雾剂来改善症状，比如制剂喉特灵含片，以及话梅药喉可安、喷喉剂金喉雾化剂。这些中药制剂都能在一定程度上缓解咽干咽痛。但是要注意，咽喉问题，用含片、喷雾都是治标不治本，要想彻底解决，还得对症治疗，找到根本原因。

🍃 那些"闻香伤人"的中药

李珊｜《健康时报》驻南京市中医院特约记者

《武媚娘传奇》中，麝香、红花、艾叶、五行草纷纷登场。那些所谓闻香伤人保胞胎落胎的招数，如麝香致不孕、红花能落胎等，这些中药真的这么神奇吗？

❀ 麝香：致不孕、死胎或流产？

据南京市中医院妇科主任中医师于红娟介绍，麝香从目前临床的使用来看，一般不用在煎剂里面，大多会用在丸药、散药里。且从麝香的价格来讲，作为名贵药材之一，天然麝香的价格也"贵如金"。

记者在南京市中医院中草药房了解到，一般在医院制作的香囊里会加入一些麝香的成分，主要是增加它的香气。

从妇科的角度来看，麝香是雄麝腺囊的分泌物，干燥后呈颗粒状或块状，有特殊的香气，是一种高级香料，在室内放一点点，便满屋清香，杏味持久。

《本草纲目》记载："盖麝香走窜，能通诸窍之不利，开经络之壅遏。"意思是说，麝香可很快进入肌肉及骨髓，能充分发挥药性。其中，它的芳香开窍、活血通经的功效会对孕妇产生一定的影响，可能会增加流产的风险；如果量大的话，对孕产妇来讲，一定也有伤害，所以从医生的角度来讲，这味药对孕产妇来说应该忌用。

是否一闻到麝香就导致流产？专家说，这个似乎没有特别的科学依据做支撑，且现在很多麝香都是人工合成的麝香味的产物。

相关资料显示，麝香会增加女性子宫宫缩的频率、速度、力度，怀孕期女性对麝香尤其敏感，越到怀孕后期反应会越大。

南京市中医院中草药房的郭华组长介绍说，《中国药典》（2010 版）有 42 种孕妇禁用药材和 57 种孕妇慎用药材，如麝香、三棱、莪术、巴豆、马钱子、全蝎、蜈蚣等；慎用的大多是含有一些活血行气、泻下导滞及大辛大热药物，如三七、大黄、芒硝、牛膝、桃仁、红花、枳壳、枳实、肉桂、芦荟、益母草、番泻叶等。

禁用的绝对不能用，慎用的可酌情使用，但应尽量避免使用，以免发生意外。

✳ 五行草：果真如此厉害？

"五行草"就是马齿苋，是个药食同源的野菜。春天的南京，很多人会清炒马齿苋或凉拌吃。唐代孟诜《食疗本草》，记载了用马齿苋煮粥，认为它既美味又有药疗的作用。南朝学者陶弘景把马齿苋收入《本草经集注》，列举食用方法多种多样，煲汤、煮粥、小炒、炒肉等。

记者从南京市中草药房了解到，这味药在该医院肛肠科、皮肤科、肾科、中医外科等科室都会使用，具有清热解毒、散血消肿的功效，其性寒滑，可以内服和外敷。

南京市中医院皮肤科主任中医师石红乔说，辨证是热毒引起的宝宝湿疹，马齿苋配合其他清热的中药煮水洗澡、外敷，也可以起到很好的治疗效果。

南京市中医院肛肠科主任中医师张苏闽介绍，溃疡性结肠炎的治疗里面，如果是属于热性引起的溃疡性结肠炎，一般就会在中药配伍时用到这味药。如果一定要说马齿苋会引起反复流产，只能说与服用者的体质有一定关系。另外，对于那些患有溃疡性结肠炎的孕龄期女性来说，怀孕产子更是难上加难的一件大事。目前临床治疗观念依然不主张孕龄期的溃疡性结肠炎的女性怀孕，即使怀上了也容易流产，甚至引起胎儿畸形。

专家表示，从目前临床实践来看，马齿苋能使子宫平滑肌收缩。所以，建议孕妇忌吃马齿苋，但临产前又属例外，多食马齿苋，反而有利于顺产。

对于脾胃虚寒的人来说应少食，以免伤害脾胃。

❋ 红花：活血，孕妇忌用？

南京市中医院妇科主任中医师于红娟介绍，中医认为红花性温，其实很多老百姓都知道红花有活血通经、祛淤止痛的功效，可治疗很多因气滞血淤、经络不通所致的疾病，如腹痛、关节痛等。

事实上，在临床上，有些不孕症的治疗会用红花来活血化淤，疏经通络，对不孕也可以起到一定的治疗作用。但对于孕妇来讲，红花在药典里面是归到慎用药品之列的，所以如电视描述那样，一碗汤药让人不孕未免有些夸张。

大剂量使用是否会导致流产，也存在个体差异等特点，但确实有一定科学依据支撑。另外，反复的流产对再孕也一定会产生影响，所以从医生的角度也提倡年轻的女孩子应该保护自己，保护自己的子宫，以免反复的流产对后续的怀孕产生不利的影响。

❀ 清热中药别趁热喝

杨海明 | 南京鼓楼医院中医科医师

许多人认为中药都需要趁热喝。但其实，有一部分中药需要放凉了再喝。

通常服用中药的温度是在辨证论治的基础上，根据所需达到功效而决定的。将煎好的汤剂放冷后服下，常用于热证用寒药或真寒假热证用热药。例如，清热解毒、泻下通便的汤药常要求冷服。因为各种感染性疾病所致发热的患者，常出现口干唇裂、大便密结、小便赤黄等热性症状，冷服中药可通过寒凉泄热，使邪热外泄，缓解病痛。

那究竟要"放凉"到什么程度药效才最佳呢？这里说的"放凉"通常指的是凉至室温，并不提倡放置在冰箱中冷却。当然，适当的温度也是因人而异的，体质壮实、脾胃功能强健的人可以接受比室温稍低的药物。

不过，放凉过程中不建议过夜，尤其在夏季，不宜在外放置超过 3 个小时。如果过夜服用或存放过久，不但药效降低，而且会因空气、温度、时间和细菌污染等因素的影响，使药液中的有效成分分解减效，细菌繁殖滋生，淀粉、糖类等营养成分发酵水解，以致药液发馊变质，服用后对人体健康不利。

相关阅读

服中药，时间有讲究

根据中医的子午流注学（血液运行的生理时钟表）原理，合理选择服药时间，可使药物的作用与人体节律同步协调。一般的原则如下：补养药和健脾药，多在饭前服；泻下药和驱虫药，宜空腹服；对肠胃有刺激作用的药，宜饭后服；宁心安神药，宜睡前2小时服；药物通常服法，在饭后半小时服药，早上或晚上服药均可；服药后不宜马上睡觉；感冒药最好空腹服用，以便于肠胃吸收。

有些中成药别乱用

吴志、罗金财 | 《健康时报》驻南京军区福州总医院第一附属医院特约记者

一些老人用复方丹参滴丸或速效救心丸来保健，认为可长期服用，结果引起胃肠道不适。南京军区福州总医院第一附属医院（原解放军第95医院）心血管内科主任医师沈清来提示，复方丹参滴丸和速效救心丸等中成药再有效，也要辨证用。

速效救心丸、复方丹参滴丸是临床上常用的缓解心绞痛的药物，很多冠心病患者服用过，并且家中也备着这两种药物。但前者主要为活血化淤的中成药；后者则可以显著抑制血小板聚集率，改变血黏度，有着较好的防栓作用。

但临床上，引起心慌、心悸的原因很多，不一定有此类症状就说明是心血管病。一定要找有经验的医生，查心电图等，确诊是心血管病后，由医生指导再服药。

许多人觉得中药副作用小，长期吃也没什么，便将速效救心丸、复方丹参滴丸等当成了日常的必服之药。其实，"是药三分毒"，例如速效救心丸的主要成分中的川芎和冰片，其本身的性状就会让长期服用的老人消化道"犯险"，可能出现肚子不舒服、爱拉肚子等现象。

另外，部分患者滥吃速效救心丸，不但救不了急，反而可能会导致病情恶化，尤其是对于低血压患者和消化道出血者。对于很多不明原因导致的疼痛和突发疾病，使用速

效救心丸虽可很快控制病情，但是却可能掩盖病情。比如胸痛，就有可能是由肺栓塞、胸膜炎等导致的。

对于速效救心丸的使用，应根据病情而定，切不可盲目多吃、滥吃。作为应急药物，速效救心丸在急痛时偶尔服用一下，可以缓解疼痛。但千万不能因为一两次服用没有效果，而继续多次服用，否则可能因此错误用药，耽误治疗时机。

平时，药物应随身携带并放置在固定、拿取方便的地方。在心绞痛发作时，先嚼碎后再压在舌下含服，通过舌下黏膜吸收，能高浓度地迅速到达心脏，比口服的胃肠吸收疗效快得多。

酒可增强部分中药功效

庄乾竹｜中华中医药学会副研究员

许多人都知道服用现代药物时最好不要喝酒，那么，服用中药时是不是也要和酒划清界限呢？其实，酒本身就是一味中药，是世界上最古老的药品之一，用酒送服或用酒浸泡中药可借助酒的辛热之性，缓和药物的寒性，以调整中药的性味，部分中药与酒同服可增强疗效。

例如丹参用温酒送服或经酒浸泡后服用，可借助于酒的辛热之性，增强丹参祛淤止痛、活血通经的作用。

那么现代哪些中药或中成药可以用酒浸泡后饮用或用温酒送服呢？

第一类是具有活血行气、化淤通脉作用的药物，如用来治疗跌打损伤的自然铜、云南白药、七厘散等；用来治疗痛经、月经不调的香附丸、痛经丸、定坤丹等；用来治疗手足麻木、中风偏瘫的丹参、鸡血藤、桃仁、红花、川芎、当归、穿山甲、大活络丸、人参再造丸等。

第二类是具有祛除风湿、解除痹痛作用的药物，如用来治疗风湿性关节炎的独活、威灵仙、木瓜、白花蛇、乌梢蛇、追风丸、祛风舒筋丸、独活寄生丸、强筋壮骨丸等。

第三类是具有补益肝肾作用的药物，如枸杞子、女贞子、鹿茸、地黄、山茱萸、菟丝子等。

　　最后需要提醒大家的是：酒与中药同服尽管可增强部分药物的药效，但最好在医生的指导下服用，因为这不仅与所服中药的性味、功效有关，还与所治疗疾病的性质有关，例如，脑出血等一些具有出血倾向的疾病则不宜用酒送服活血化淤的药物。